高等医学院校临床课程见习指导丛书

供临床、预防、基础、口腔、麻醉、影像、护理、
法医等专业本科、高专、高职学生使用

总主编　何振华　张秀峰

神经病学见习指导

第2版

主　编　刘　锋

主　审　汤永红

编　委（按姓氏笔画排序）

占克斌　刘　锋　陈　琳　周成芳

U0389446

科学出版社

北　京

内 容 简 介

本书为临床、预防、基础、口腔、麻醉、影像、护理、法医等专业医学生见习必备指导书。全书涵盖了神经系统疾病的常见症状、神经系统检查方法、病史采集、腰椎穿刺术及神经系统常见疾病等8个单元（32学时）见习指导及知识精要，还提供了复习思考题。

本书提供了临床见习教学程序、教学内容，对规范临床见习教学有重要的指导意义，是一本携带方便、实用价值较高的见习指导书和带教老师参考书。同时，本书对低年资住院医师也有所帮助，亦可作为国家执业医师应试参考书。

图书在版编目(CIP)数据

神经病学见习指导 / 刘锋主编. —2 版. —北京：科学出版社，2017.3

ISBN 978-7-03-051958-0

Ⅰ. ①神… Ⅱ. ①刘… Ⅲ. ①神经病学–实习–医学院校–教学参考资料 Ⅳ. ①R741

中国版本图书馆 CIP 数据核字(2017)第 036640 号

责任编辑：李国红　周　园 / 责任校对：郭瑞芝
责任印制：李　彤 / 封面设计：陈　敬

科 学 出 版 社 出版

北京东黄城根北街 16 号
邮政编码：100717
http://www.sciencep.com

北京凌奇印刷有限责任公司 印刷

科学出版社发行　各地新华书店经销
*

2007 年 8 月第　一　版　　开本：787×960　1/32
2017 年 3 月第　二　版　　印张：5 7/8
2023 年 1 月第十一次印刷　　字数：124 000

定价：29.80 元
（如有印装质量问题，我社负责调换）

第 2 版前言

"高等医学院校临床课程见习指导丛书"是南华大学主导编写的医学实践教学教材的重要组成部分。本教材由南华大学附属第二医院专家团队组织编写，于 2007 年 8 月由科学出版社发行第 1 版。

本教材自发行以来，受到同行们关注，对已进入临床见习阶段的医学生自主学习、带教老师规范开展见习带教均起到了积极的作用。但医学发展日新月异，新知识、新理论、新理念不断提出；执业医师分阶段考核的执行，5+3 教学模式的开展，均要求对教材内容进行必要的修订。近年来，读者们对本教材提出了许多宝贵意见，反馈了大量使用信息，对我们修订本教材帮助很大。

再版的"高等医学院校临床课程见习指导丛书"以人民卫生出版社出版的"十二五"普通高等教育本科国家级规划教材第 8 版为蓝本，结合近年来的循证医学证据，参考权威指南和专家共识进行修订。修订后的教材对结构、体例略有调整，增加见习阶段需要掌握的临床基本技能的内容，但总体仍保持简约、精炼的风格，相信本教材对医学生临床见习阶段学习及参加分阶段执业医师考核均能起到积极的作用。

本书在编写过程中得到了科学出版社、南华大学教务处、南华大学医学部、第二临床学院领导、教学科研部及各教研室的大力支持和帮助，在此谨致谢意！

由于编者才疏学浅，疏漏之处在所难免，恳请同仁不吝赐教，以便再版时予以修正。

何振华　张秀峰
2016 年 8 月于南华大学

第 1 版前言

临床医学是一门理论性和实践性很强的科学。它需要掌握全面的扎实的理论知识来指导临床实践，同时在不断的实践中来理解和掌握理论知识。神经病学是临床医学内科学的分支，它是实践性、经验性、累积性很强的学科，学习中应遵循理论—实践—再理论—再实践的原则，这对于临床医师是十分重要的。

为了帮助医学生系统掌握内科学知识，提高学习效率，编者根据多年的临床教学心得，特别注意到临床见习阶段教师示范和指导的重要性，力求使学生在见习中把询问病史、体格检查、书写病历等所获得的资料进行归纳、综合、分析和判断，以加深对所学理论知识的理解，并使学生的临床思维得到启发与训练，为毕业实习打下良好的基础。

本书以每一种常见病为单元对其见习的要求、时数、准备和过程作了具体规范，同时对病史采集、体格检查作了重点提示。在此基础上编排的"知识精要"，则是对疾病的临床特点、辅助检查、诊断、鉴别诊断、治疗等简明扼要的全面综合，以帮助学生把握重点、理解难点、启发思维。本书既是临床医学生见习阶段的必备参考书，对低年资住院医师也有所帮助；同时，也是国家执业医师应试的参考书。

本书编写得到南华大学教务处、医学院、第二临床学院领导、教学科研部及各教研室的大力支持和帮助，谨致谢意。

由于学识和编写经验不足，书中缺点和错误难以避免，祈望广大读者批评指正。

何振华　张明亮

2006 年 12 月于南华大学

目　录

见习一　神经系统疾病的常见症状（1）

【见习内容】

1. 意识水平障碍。

2. 失语症。

3. 视觉障碍。

4. 眼球运动障碍。

5. 面肌瘫痪。

6. 听觉障碍与眩晕。

7. 延髓麻痹。

8. 晕厥及癫痫发作。

【见习时数】　4学时。

【见习准备】

1. 典型患者2～3人。

2. 典型头部CT、MRI、CTA、EEG等检查结果各1份/小组。

【见习过程】

1. 教师讲授病史采集、体格检查要点，学生分组进病房采集病史，并做体格检查。

2. 学生回示教室汇报病历摘要、阳性体征，提出必要的辅助检查并说明其目的；教师展示典型头部CT、MRI、CTA、EEG等。

3. 学生归纳临床特点，作出完整的诊断，并说明诊断依据。

4. 结合患者的具体实际，教师以提问的方式小结。

一、意识水平障碍

【定位诊断】

1. 现病史

（1）发病情况：缓慢或急骤，还是发作性出现意识障碍？

（2）发病的原因或诱因是什么？

（3）主要症状：头痛、呕吐、发热、精神症状如谵妄等。

（4）伴随症状：肢体的无力、麻木、大小便失禁、严重腹泻、黑便、脱水等。

（5）病情演变：何时开始出现生命体征的变化？

（6）诊疗情况：在何处就诊过？做过何种检查？用何药物及疗效如何？

（7）一般情况：精神、体力、饮食、大小便如何？体重有何变化？

2. 其他相关病史

（1）有无药物过敏史。

（2）中毒史。

（3）脑外伤史。

（4）其他疾病：如肝硬化、尿毒症、肺性脑病等。

【体查要点】

1. 意识水平障碍的分级　嗜睡、昏睡、昏迷（浅昏迷、中昏迷、深昏迷）。

2. 生命体征的观察

（1）瞳孔：大小、对光反射、眼球的运动。

（2）血压。

（3）体温：中枢性发热还是其他原因引起发热？

（4）呼吸：中枢性呼吸障碍还是其他原因引起的呼

吸障碍？

（5）脉搏。

（6）生命体征的变化与意识障碍的关系。

3. 神经系统的定位体征的检查

（1）颅神经检查：观察压眶反应时，同时注意观察口角歪向哪一侧？瞳孔的大小？

（2）肢体落鞭征。

（3）肢体对痛刺激的反应。

（4）病理反射。

4. 全身体格检查

（1）肺部情况。

（2）心脏情况。

（3）泌尿系统的情况。

（4）消化系统的情况。

（5）其他。

【定性诊断】

1. 头部 CT、CTA、MRI、EEG 等

（1）头部 CT 和 MRI 有中线结构移位，鞍上池的五角星或六角星的某一个角缺如则是脑疝早期的 CT、MRI 的表现，见于肿瘤、脑出血、脑外伤等。

（2）头部 CT 致密征提示大脑中动脉主干梗死，有引起脑疝的可能。

（3）EEG 有广泛中度至重度异常，则提示脑炎的可能。

2. 生化全套

（1）注意水电解质、酸碱平衡紊乱、肝肾功能的变化。

（2）注意心肌酶谱的变化。

3. 心电图　注意是否有心律失常、心肌梗死的表现。

4. 其他相关检查 如血常规、尿常规、大便常规、肺部 X 光片等。

【知识精要】

1. 意识水平障碍的特点

（1）与病因有关。

（2）与发病的急慢有关。

（3）与颅内的三大代偿机制有关。

（4）有脑疝不一定有意识水平障碍，如脊髓空洞征合并慢性延髓枕骨大孔疝。

2. 辅助检查 头部 CT、MRI、CTA、EEG、生化全套、心电图等。

3. 诊断

（1）嗜睡：意识水平障碍的早期表现，睡眠时间过度延长，但能被叫醒，醒后可勉强配合检查及回答简单问题，但注意力不集中，如不继续对答，又进入睡眠。见于颅高压增高患者。

（2）昏睡：比嗜睡较重的意识障碍，患者处于沉睡状态，需较重的疼痛或言语刺激方可唤醒，作简单模糊而不完全的回答，停止刺激后立即入睡。

（3）昏迷：意识水平丧失，对各种强刺激不能使其觉醒，无自发睁眼；可分为浅、中、深昏迷。

1）浅昏迷：对疼痛刺激有反应，可有无意识自发动作，腱反射存在，吞咽、咳嗽、角膜放射、瞳孔对光反射均存在，无生命体征的变化。

2）中昏迷：肢体对重刺激有反应，很少有无意识自发动作，腱反射减弱或消失，瞳孔对光反射迟钝，生命体征有轻度变化。

3）深昏迷：对外界任何刺激均无反应，没有任何自主运动，腱反射消失，瞳孔对光反射消失，生命体征有明显的变化，呼吸不规律，血压或有下降。

4. 鉴别诊断

（1）意识内容障碍鉴别：无意识水平障碍，但是有定向力、记忆力、计算力、理解判断力、智能等障碍，出现幻觉、错觉、感知综合障碍以及失用症等。

（2）闭锁综合征：又称去传出状态，患者意识清晰，但四肢瘫痪、不能言语、不能吞咽、大小便失禁，但能用眼球运动或眨眼与周围建立联系。

（3）癔病性意识障碍：有精神刺激因素，双眼紧闭、不言语、四肢不动，神经系统检查正常，生命体征无变化，头部 CT、MRI、EEG 无异常。

（4）意识缺乏症：患者处于清醒状态，运动感觉功能存在，记忆功能尚好，但因缺乏始动性而不语少动，对刺激无反应、无欲望，呈严重淡漠状态，可有额叶释放反射。本症多由双侧额叶病变所致。

5. 治疗

（1）针对病因治疗。

（2）有颅高压者用 20%的甘露醇 125～250ml 静滴，每 6～8 小时一次。

（3）注意水电解质平衡和肝肾功能变化。

二、失　语　症

【定位诊断】

1. 现病史

（1）起病时情况：急性或发作性？是否伴随有意识水平障碍？

（2）主要的症状：是否出现自发谈话、听理解、复述、阅读、命名、书写障碍。

（3）其他伴随的症状：高热、肢体无力、剧烈头痛、头昏等。

2. 其他相关病史

（1）高血压、高脂血症、糖尿病史：包括患病年限、治疗措施等。

（2）心脏病史：如风心病、冠心病、心律失常等。

（3）脑外伤史。

（4）既往是否有饮酒史、抽烟史、性病史等。

【体查要点】 全面检查患者言语功能：听、说、读、写。必须是患者意识清楚、智能和精神状态正常的情况下进行。

1. 患者是否能听懂并执行医生给出的命令

（1）患者能听懂并能部分执行医生的命令，但是，说不出或只能说单个词。

（2）患者听不懂医生的话，医生也听不懂患者说的话。

2. 检查患者的复述功能。

3. 检查患者的书写功能。

4. 检查患者的命名功能。

5. 是否合并有偏瘫、偏身感觉障碍、视野缺损、失用症等。

【定性诊断】

1. 头部 CT、MRI、CTA、EEG 等

（1）头部 CT 结果提示大脑外侧裂周围脑组织出现低密度或高密度的病灶。

（2）头部 MRI 在相同区域出现信号异常。

2. 脑电图出现广泛中度至重度的异常。

3. 生化全套：肝肾功能、心肌酶谱、电解质异常等。

【知识精要】

1. 失语症的特点

（1）失语症是由于大脑外侧裂周围脑组织病变或分

水岭区所致。表现听、说、读、写障碍。可以单独出现，也可以合并出现。

（2）患者没有意识障碍、精神障碍和严重智能障碍的前提下，亦无口、咽、喉等发音器官肌肉瘫痪及共济失调障碍。却听不懂、说不出、读不出、书写障碍。

2. 辅助检查　头部 CT、MRI、CTA、EEG、心电图、生化全套等。

3. 诊断

（1）Broca 失语症（运动性失语）：由优势侧额下回后部病变所致，能听懂医生的命令并正确执行，但是说不出或只能说单个的词语。

（2）Wernicke 失语症（感觉性失语）：由优势侧颞上回后部病变所致，患者表现为严重的听理解障碍，讲话医生听不懂，医生讲话，患者听不懂。

（3）传导性失语：复述不成比例的受损。患者口语清晰，能自发讲出语义完整、语法结构正常的句子，且听理解正常。但是，出现错语复述，伴不同程度的书写障碍。多累及优势侧缘上回、Wernicke 区。

（4）命名性失语症：说不出物体的名称，但是能说出物体的用途。

（5）完全性失语：又称混合性失语，所有的语言功能均有明显的障碍。

（6）其他失语症：如皮质下失语症。

（7）导致失语症的原因常见于 TIA、脑梗死、脑出血、脑外伤、脑肿瘤等。

4. 鉴别诊断

（1）构音障碍：是和发音相关的中枢神经、周围神经或肌肉疾病导致的一类言语障碍的总称。即口语的语音障碍。如喉音、齿音、鼻音、舌音等障碍。主要为发音困难、发音不清，或者发声、音调及语速的异常，严重者完全不能发音。见于小脑共济失调、后组颅神经麻痹、重症肌无力等。

（2）失音症：见于癔病，有明显精神刺激因素，患者神志清楚、无肢体瘫痪。但是不讲话，或想讲话又做出不能讲话的表现，有戏剧色彩。暗示性强。

三、视觉障碍

【定位诊断】

1. 现病史

（1）发病情况：急性或发作性，还是慢性起病进行性加重。

（2）主要症状：一侧还是双侧视力下降，或先一侧然后波及另一侧视力障碍。是否有复视或只能看到物体的某部分。

（3）伴随症状：是否有发热、头痛、头昏、呕吐、走路不稳、持物不准、讲话不清、四肢无力等。

2. 其他相关病史

（1）高血压、糖尿病史。

（2）青光眼、白内障及其他眼科疾病史。

（3）眼部外伤史。

（4）中毒史，如是否喝假酒等。

【体查要点】

1. 粗测视力　如是否有光感，能看清几个手指等。

2. 粗测视野　遮住患者一眼，另一眼直视正前方，检查者拿一物体从眼睛外侧向内缓慢移动，并询问患者是否能看到该物体。

3. 眼底检查　视盘水肿或苍白、视网膜中央动脉栓塞等。

4. 神经系统检查　有无其他颅神经损害、偏瘫、截瘫等。

【定性诊断】

1. 视觉诱发电位 P100 潜伏期延长、波幅降低或消失。

2. 在视觉通路上，头部 CT、MRI 的异常病灶。

3. 眼底检查：视网膜中央动脉的病变。

4. 糖尿病的生化结果。

【知识精要】

1. 视觉障碍的特点

（1）发病方式：急性、发作性、慢性进行性加重等。

（2）起病情况：单眼视力下降或双眼视力同时下降，或先一侧眼睛视力下降，然后波及另一眼。

（3）伴随有头痛、头昏、呕吐，其他颅神经麻痹、肢体瘫痪等。

（4）在视觉通路上头部 CT、MRI 有异常病灶。

（5）视觉诱发电位 P100 提示视神经通路受损。

（6）眼底视神经盘水肿或苍白。

（7）常见于视神经脊髓炎、MS、TIA、脑肿瘤、脑出血、脑外伤等神经系统疾病。

2. 辅助检查

（1）视力表测定。

（2）视野测定：全盲、偏盲、同向性偏盲、象限盲、皮层盲等。

（3）颅外颈动脉 B 超检查。

（4）视觉诱发电位。

（5）头部 CT、MRI、CTA、EEG 等。

（6）眼底检查。

3. 诊断

（1）突发或进行性视力下降、视野缺损。

（2）合并有其他颅神经损害、肢体偏瘫或截瘫。

（3）头颅 CT、MRI 有异常病灶。

（4）视觉诱发电位 P100 潜伏期延长等。

（5）眼底视神经盘水肿或苍白。

4. 鉴别诊断

（1）眼底病变：如视神经盘炎、球后视神经炎、视网膜剥离等。突发视力下降，眼球转动时疼痛。

（2）青光眼：患侧眼球有突出感，伴眼球发胀、流眼泪水、剧烈头痛。严重者失明。

（3）虹膜炎：可以引起瞳孔大小的改变，视力的下降。

（4）三叉神经眼支痛：不会出现视力下降，但有眶上切迹压痛、前额痛。

四、眼球运动障碍

【**定位诊断**】

1. 现病史

（1）眼球运动障碍是呈急性、阵发性或慢性进行加重。

（2）伴随症状：头痛、头昏、呕吐、发热、肢体无力、口角歪斜、走路不稳等。

（3）单眼还是双眼同时出现运动障碍，或一侧眼球运动障碍，然后影响到另一侧。

2. 其他相关病史

（1）糖尿病史。

（2）药物中毒史：如卡马西平。

（3）重度近视。

（4）眼球外伤。

（5）脑外伤。

【体查要点】

1. 检查眼球运动的方向：明确眼球运动方向的障碍。

2. 检查双眼运动障碍：水平水平协调运动障碍、垂直运动障碍和会聚调节运动障碍。

3. 眼球震颤：水平性、垂直性、旋转性。

4. 是否合并其他颅神经障碍和偏瘫、感觉障碍、病理征、共济失调等。

【定性诊断】

1. 头部 CT、MRI 显示异常信号。

2. EEG 中至重度异常。

3. 脑脊液检查：颅内压升高，外观混浊或血性、细胞数和蛋白增高、糖和氯化物低等，或有其他改变。

4. 周围血象白细胞总数增高或正常。

【知识精要】

1. 眼球运动障碍特点 眼球运动障碍的方向、协调运动障碍、眼球震颤。

（1）眼球运动障碍的方向：如单眼外展不能，见于周围性眼肌麻痹、核性眼肌麻痹等。

（2）眼球协调运动障碍：如一眼外展，另一眼不能内收、会聚调节正常；双眼凝视病灶侧等。见于核间性眼肌麻痹、中枢性眼肌麻痹等。

（3）眼球震颤：向一侧水平注视时，双眼出现震颤；或双眼向上、向下注视时出现眼球震颤等。

2. 辅助检查

（1）头部 CT、MRI。

（2）EEG。

（3）腰穿及脑脊液检查。

（4）其他如血常规、生化全套等。

3. 诊断

（1）根据神经系统检查的结果，即眼球运动障碍的方向、协调运动障碍、眼球震颤。

（2）合并其他颅神经损害和神经系统定位体征。

（3）头部 CT、MRI、EEG、脑脊液检查结果。

4. 鉴别诊断

（1）糖尿病常常引起颅神经损害，最常见是动眼神经麻痹，其次是面神经。

（2）重度近视：可以引起眼球震颤。

（3）眼球外伤：可以引起眼球运动的方向，如外展神经受伤。

（4）脑外伤：损害动眼神经、滑车神经和外展神经核或神经束。

（5）一个半综合征：一侧脑桥被盖部病变，引起脑桥侧视中枢和对侧已经交叉过来的联络同侧动眼神经内直肌核的内侧纵束同时受损，表现为患侧眼球水平注视时既不能内收又不能外展，对侧眼球水平注视时不能内收，可以外展，但有水平眼震，多见于脑干肿瘤、炎症、出血和多发性硬化。

五、面肌瘫痪

【定位诊断】

1. 现病史

（1）发病时是急性或慢性发病进行性加重。

（2）是否有发热、头痛、头昏、呕吐、耳鸣、耳聋、耳郭皮肤疱疹等。

（3）伴随其他颅神经麻痹、偏瘫及感觉障碍、走路不稳等。

2. 其他相关病史

（1）中耳炎史。

（2）糖尿病史。

（3）腮腺炎史。

（4）脑梗死、脑出血、脑肿瘤等。

【体查要点】

1. 周围性面神经瘫痪的体征。

2. 中枢性面神经瘫痪的体征。

3. 腮腺是否有肿胀。

4. 中耳是否有流脓。

【定性诊断】

1. 头部 CT、MRI 桥脑小脑角或脑桥有异常病灶。

2. 面肌 EMG 提示面神经受损。

3. 听觉诱发电位提示听神经通路受损。

4. 血常规白细胞总数升高，中性粒细胞增高。

【知识精要】

1. 面肌瘫痪的特点

（1）周围性面神经瘫痪：病灶侧额纹消失、上眼睑不能闭合、鼻唇沟变浅、口角歪向健侧，患侧鼓腮不能，不能吹口哨，流眼泪，食物滞留患侧面颊内。下颌角后部有压痛。部分患者可能合并对侧肢体瘫痪、感觉障碍或其他颅神经障碍等。常见于面神经炎。

（2）中枢性面神经瘫痪：双侧额纹对称，双眼能闭合。眼裂以下面瘫。部分患者合并偏瘫、偏身感觉障碍等。常见于脑血管病和脑部肿瘤。

2. 辅助检查

（1）头部 CT、MRI。

（2）面部 EMG、听觉诱发电位。

（3）血常规、生化全套等。

3. 诊断

（1）周围性面神经瘫痪：病灶侧额纹消失，眼裂增大、不能闭合，口角歪向健侧。

（2）中枢性面神经瘫痪：眼裂以下面瘫。

4. 鉴别诊断

（1）周围性与中枢性面神经瘫痪：根据眼裂和额纹是否受到损害鉴别。

（2）脑桥小脑角病变：除了周围性面神经瘫痪外，伴有其他颅神经损害和小脑症状、体征。

（3）化脓性中耳炎：周围性面神经瘫痪，舌前 2/3 的味觉丧失，发热、白细胞总数升高。

（4）要注意髓内和髓外的鉴别：髓内即脑桥内的病变，可以是单独周围性面瘫或多颅神经损害，合并交叉性瘫痪；也可以是中枢性面神经瘫痪合并偏瘫。

六、听觉障碍与眩晕

【定位诊断】

1. 现病史

（1）发病时的情况：听力障碍是急性或慢性发病进行性加重。眩晕发作时是否有视物旋转。

（2）伴随情况：头痛、呕吐、耳鸣、面色苍白、发热、肢体无力、走路不稳等。

（3）其他颅神经损害和小脑症状。

2. 其他相关病史

（1）感冒史。

（2）中耳炎史。

（3）颈椎病史。

（4）TIA 病史。

【体查要点】

（1）音叉试验：128 分贝的音叉检查听力。

（2）眼球震颤：水平性眼球震颤、垂直性眼球震颤等。

（3）颈部活动情况：检查患者头颈部活动的情况，是否有头偏向一侧时出现眩晕。

（4）检查小脑共济失调：指鼻试验、跟膝胫试验等。

【定性诊断】

1. 头部 CT、MRI 提示脑桥小脑角或小脑异常信号等。

2. 听觉诱发电位：各波潜伏期延长、波间期延长、波形消失、波幅 $I/V > 200\%$。

3. 颈椎 MRI 显示骨质增生、椎间盘突出。

4. 中耳炎可以见到鼓膜破裂、流脓。

【知识精要】

1. 听觉障碍和眩晕特点　眩晕、平衡障碍、眼球震颤、耳鸣、耳聋是主要表现。

（1）系统性眩晕：又分为周围性和中枢性眩晕。

1）周围性眩晕：见于迷路炎、中耳炎、前庭神经元炎、内耳眩晕症等。其特点：眩晕、眼球震颤、平衡障碍、常伴有明显的耳鸣、听力减退、耳聋，自主神经症状严重如呕吐、面色苍白、心悸、大汗淋漓等。

2）中枢性眩晕：见于小脑、脑干、第四脑室肿瘤，颅内高压症，听神经瘤、癫痫和椎基底动脉供血不足等。其特点：眩晕、眼球震颤、平衡障碍，无明显的耳鸣、听力减退、耳聋，自主神经症状不明显。

（2）非系统性眩晕：见于贫血、眼部疾病、中毒、心功能不全、神经功能不全、血液病等。

2. 辅助检查

（1）头部 CT、MRI、听觉诱发电位、CTA 等。

（2）颈椎 MRI。

（3）乳头部 CT。

3. 诊断

（1）周围性眩晕诊断：除眩晕、眼球震颤、平衡障碍外，突出表现为耳鸣、耳聋和自主神经功能障碍。持续时间短，症状重，呈发作性。

（2）中枢性眩晕诊断：除眩晕、眼球震颤、平衡障碍外，突出表现小脑共济失调、脑干功能障碍，而耳鸣、耳聋、听力减退和自主神经症状不明显。持续时间长，症状较轻。

4. 鉴别诊断

（1）非系统性眩晕：见于贫血、神经衰弱征候群、心功能不全、高血压等。表现为头昏或头晕，没有视物旋转、耳鸣、耳聋、自主神经症状等。

（2）晕厥：发作性昏倒，有意识障碍，没有四肢抽搐。

七、延　髓　麻　痹

【定位诊断】

1. 现病史

（1）发病时的情况：突然发病或慢性进行性加重，出现声音嘶哑、吞咽困难、喝水返呛。

（2）伴随的症状：发热、头痛、呕吐、口角歪斜、偏身无力、走路不稳等。

2. 其他相关病史

（1）感冒史。

（2）声带息肉或结节，鼻窦炎等。

（3）鼻咽部肿瘤如鼻咽癌。

（4）中毒史如药物、食物、农药中毒等。

（5）传染病史如白喉。

（6）颈部疾病导致喉返神经受损如外伤、肿瘤等。

【体查要点】

1. 讲话的声音是否洪亮有力、呼吸是否费力。

2. 咽反射消失或存在、舌肌萎缩或偏斜。

3. 小脑共济失调，腱反射减退或亢进。

4. 四肢肌张力亢进或减退，肌肉萎缩等。

【定性诊断】

1. 头部 CT、MRI 显示脑桥、延髓、小脑有异常信号。

2. 鼻咽镜检查可以看到声带息肉或结节，白喉引起咽喉白膜。

【知识精要】

1. 延髓麻痹的特点

（1）声音嘶哑、喝水返呛、吞咽困难。

（2）假性球麻痹：除上述症状外，咽反射存在。

（3）真性球麻痹：除上述症状外，咽反射消失。

（4）小脑症状和体征：如共济失调、肌张力减低等。

2. 辅助检查

（1）头部 CT、MRI、EMG 等。

（2）鼻咽镜检查。

（3）颈椎 MRI。

3. 诊断

（1）声音嘶哑、喝水返呛、吞咽困难、咽反射存在或消失。

（2）头部 CT、MRI 提示延髓萎缩或空洞形成，延髓脑梗死、脑出血、肿瘤等。

4. 鉴别诊断

（1）真性与假性球麻痹的鉴别：两者共同的症状是

喝水返呛、声音嘶哑，除吞咽困难外，前者咽反射消失，后者咽反射存在。

（2）表现为真性球麻痹的疾病：重症肌无力延髓型和全身型、延髓空洞症、延髓梗死或出血、第四脑室肿瘤等。

（3）表现为假性球麻痹的疾病：肌萎缩侧索硬化症、多系统萎缩、闭锁综合征等。

八、晕厥与癫痫发作

【定位诊断】

1. 现病史

（1）突然发病还是反复发作出现意识障碍。

（2）发病时是否伴随抽搐、口吐白沫、大小便失禁，或伴随头昏、胸闷、气促或排尿时等。

（3）既往是否患有冠心病、高血压、心绞痛、心律失常、脑梗死、脑外伤等。

2. 其他相关病史

（1）缺氧性脑病：一氧化碳中毒、高原性缺氧性脑病、肿瘤、脑炎等。

（2）急性心肌梗死、心肌病、病毒性心肌炎等。

【体查要点】

1. 发作时意识是否丧失。

2. 瞳孔是否散大，对光反射是否存在，肢体偏瘫、病理征阳性等。

3. 心肺检查：是否有心衰、心律失常、肺部感染等。

4. 血压降低等。

【定性诊断】

1. 头部 CT、MRI 提示脑干、大脑皮层有异常信号。

2. 心电图证实心律失常、心肌梗死等。

3. 脑电图提示病理波或中至重度异常。

【知识精要】

1. 晕厥与癫痫发作的特点

（1）两者共同特点：发作时均有意识丧失。

（2）两者不同点：晕厥发作是由于大脑半球及脑干血液供应减少导致的伴有姿势张力丧失的发作性意识丧失，发作时没有抽搐、口吐白沫、大小便失禁、瞳孔散大等。痫性发作是由于大脑皮质神经元异常放电而导致的短暂脑功能障碍。

2. 辅助检查

（1）头部 CT、MRI、心电图、脑电图等。

（2）心脏 B 超。

（3）腰穿：测颅内压和脑脊液检查。如果是颅内压增高征则不能做腰穿。

3. 诊断

（1）发作性意识丧失伴随四肢抽搐、瞳孔散大、对光反射消失，考虑癫痫发作。

（2）发作性意识丧失伴随有心脏疾病、心律失常、血压下降或排尿时，又没有四肢抽搐、瞳孔散大、对光反射消失，大小便失禁等，考虑晕厥。

4. 鉴别诊断

（1）晕厥与癫痫发作的鉴别（见上）。

（2）晕厥与眩晕的鉴别：前者发作时有意识丧失，后者没有意识丧失。

（3）癫痫发作与癔病性抽搐鉴别：前者发作时出现意识丧失、瞳孔散大、对光反射消失；后者没有意识丧失，发作时神志清楚，双手呈助产式手，气促、眨眼、有时四肢强硬。

（周成芳　陈　琳）

见习二　神经系统疾病的常见症状（2）

【见习内容】

1. 躯体感觉障碍。

2. 瘫痪。

3. 肌萎缩。

4. 步态异常。

5. 不自主运动。

6. 共济失调。

一、躯体感觉障碍

【定位诊断】

1. 现病史

（1）急性发病还是慢性发病进行性加重，亦是阵发性发作。

（2）主诉是麻木、疼痛、蚁走感、烧灼感还是其他的感觉不适。

（3）感觉不适的部位是局部如头部、舌和口角周围，还是单肢或偏身、双下肢感觉障碍。

（4）伴随症状：口角歪斜、讲话不清、单肢或偏身无力，亦双下肢无力；还是伴随抽搐。

2. 其他相关病史

（1）糖尿病史。

（2）颈椎病。

（3）外伤史。

（4）癫痫发作病史。

（5）中毒史如药物、农药、假酒等。

【体查要点】

1. 感觉障碍检查，包括痛觉、触觉、温觉、深感觉、复合感觉等。

2. 感觉障碍检查时要患者闭眼，注意用力均匀、两侧肢体对称检查，或从无感觉障碍区向感觉障碍区逐步检查。以便明确感觉障碍的部位。

3. 检查颅神经尤其是面部感觉。

4. 检查肢体运动、肌力的情况。

5. 只有在浅感觉和深感觉正常的前提下才能继续检查复合感觉。

【定性诊断】

1. 头部或脊椎如颈、胸、腰骶部位的 CT、MRI 提示异常信号。

2. 体感诱发电位提示潜伏期延长，有感觉神经受损。

【知识精要】

1. 感觉障碍特点

（1）感觉障碍分为主观感觉障碍和客观感觉障碍，前者如麻木、疼痛、烧灼感、蚁走感等。后者是经过神经系统检查证实有感觉减退、消失、过敏、压痛等。也可分为抑制性症状和刺激性症状。

（2）感觉障碍可以是偏身性、交叉性、局限性、发作性或癔病性等。

（3）根据皮节受损的情况确定感觉障碍的部位。

2. 辅助检查

（1）头部或脊椎 CT、MRI 检查。

（2）体感诱发电位。

（3）腰穿和脑脊液检查。

（4）空腹血糖或糖耐量检查。

3. 诊断

（1）根据感觉障碍的类型（完全性或分离性）和皮节受损的情况确定病变的部位。主观感觉障碍是患者自我体验，与客观感觉检查有一定差距，与神经系统解剖不符。因此，一般要根据客观感觉障碍来定位。

（2）根据辅助检查的内容来确定疾病的性质。

4. 鉴别诊断

（1）癔病性感觉障碍

1）有明显的精神受刺激的因素。

2）以主观感觉障碍为主，有暗示性、人前发作并带戏剧色彩。

3）感觉障碍不能用神经解剖来解释。

4）双侧感觉障碍的平面绝对一致。

5）其他辅助检查正常。

（2）发作性感觉障碍

1）发作性肢体麻木、烧灼感。

2）常见于单肢或偏身肢体。

3）常见于短暂性脑缺血发作（TIA）、颈椎病、糖尿病和感觉性局限性癫痫发作。

4）TIA 发作性感觉障碍是刻板式的发作；颈椎病引起的发作性感觉障碍与颈椎活动的角度有关；糖尿病主要是烧灼感。感觉性局限性癫痫主要见于中央后回刺激性病灶，依照其功能区扩散（从上肢扩散到下肢或相反）。

（3）疼痛：是感觉纤维受刺激时的躯体感受，是机体的防御机制，临床上常见的疼痛包括以下几种：①局部疼痛；②放射性疼痛；③扩散性疼痛；④牵涉性疼痛；⑤幻肢痛；⑥烧灼性疼痛。

二、瘫　　痪

【定位诊断】

1. 现病史

（1）突发还是慢性发病进行性加重。

（2）发病时是单瘫还是偏瘫，或截瘫。

（3）伴随临床表现如头痛、头昏、呕吐、视物旋转、讲话不清、意识障碍、口角歪斜、瞳孔不等大、感觉障碍、脊髓休克等。

2. 其他相关病史

（1）高血压、糖尿病、高脂血症、脑血管病变等。

（2）脑外伤、脑肿瘤、颅内炎症、脱髓鞘病变、脊髓疾病、睡眠姿势等。

（3）失血性休克、腹泻、感冒、转移性肿瘤、颈椎病等。

（4）肌肉疾病如重症肌无力、进行性肌营养无力等。

（5）中毒史如药物中毒、有机磷农药中毒等。

【体查要点】

1. 肌力、肌张力、肌营养检查。

2. 轻瘫试验。

3. 腱反射和病理反射。

【定性诊断】

1. 头部 CT、MRI 提示异常信号、中线结构移位等。

2. 视觉诱发电位提示 P100 延长等。

3. 肌电图提示神经源性损害或肌源性损害。

4. 脑脊液检查提示颅内压增高、脑脊液呈炎性或血性改变等。

5. 空腹血糖、电解质、血常规、心电图、颅外颈动脉 B 超等检查。

【知识精要】

1. 瘫痪的特点

（1）上运动元神经瘫痪：肌张力增高、腱反射亢进、病理征阳性、无肌萎缩（废用性除外）。

（2）下运动神经元瘫痪：肌张力降低、腱反射减退、病理征阴性、肌萎缩。

（3）肌肉性疾病：腱反射和肌张力正常或减退、可有肌萎缩、无病理征。

2. 辅助检查

（1）头部 CT、MRI、视觉诱发电位、肌电图等。

（2）脑血管造影、CTA、EEG、颅外颈动脉 B 超等。

（3）脑脊液检查。

3. 诊断

（1）根据肢体肌力的分级判断瘫痪的程度。特别要注意进行性肢体瘫痪，往往说明疾病在发展，如进行性脑梗死。

（2）肢体的轻瘫试验。

（3）根据肌电图判断神经源性还是肌源性无力或萎缩。

4. 鉴别诊断

（1）癔病性瘫痪：精神受刺激因素，突然发病，可以是单瘫、偏瘫、截瘫，肌力一般是 0 级。有暗示性。神经系统解剖不能解释。

（2）上下神经源性瘫痪与肌源性瘫痪：见瘫痪的特点，并根据肌电图鉴别。

（3）诈病：有明显的精神因素，突然发病，可以单瘫、偏瘫、截瘫，伴有作态、不言语等。神经系统解剖不能解释。往往见于逃避司法惩罚的人。

5. 瘫痪的分类

（1）按瘫痪病因：①神经源性；②神经肌肉接头性；③肌源性。

（2）按瘫痪的程度：①不完全性；②全性。

（3）按瘫痪的分布：①单瘫；②偏瘫；③截瘫；④叉瘫；⑤四肢瘫。

（4）按瘫痪的肌张力状态：①痉挛性；②弛缓性。

6. 肌力分级　是肌肉主动收缩时的力量。肌力分六级。

（1）0级：完全瘫痪，肌肉无任何收缩现象。

（2）1级：肌肉可收缩，但不能产生动作，无肢体活动。

（3）2级：肢体仅能在床面上移动，不能对抗重力，即不能抬起。

（4）3级：肢体能克服重力离开床面，但不能抵抗阻力。

（5）4级：能做抵抗阻力的运动，但不完全。

（6）5级：正常肌力。

三、肌　萎　缩

【定位诊断】

1. 现病史

（1）发病时的情况：慢性起病还是进行性加重。发病的时间有多久。

（2）是单肢或四肢肌群同时发病，还是某一肌群发病。

（3）伴随症状：麻木、疼痛、蚁走感、烧灼感、持物不稳、走路无力等。

2. 其他相关病史

（1）外伤史。

（2）近亲婚配史。

（3）脑中风史。

（4）中毒史如药物中毒、有机磷农药中毒等。

【体查要点】

1. 肌萎缩的部位：单肢、偏身还是四肢肌群。

2. 叩诊萎缩的肌群，是否出现肌束震颤、肌纤维震颤或肌丘。

3. 腱反射减退、消失或亢进；病理反射阴性。

4. 无感觉障碍或合并有感觉障碍。

【定性诊断】

1. 颈椎 MRI 提示颈椎椎间盘突出、椎管内肿瘤、脊髓内病变如肿瘤、炎症等。

2. 肌电图提示神经源性肌萎缩或肌源性肌萎缩。

3. 体感诱发电位提示潜伏期延长，有感觉神经受损。

4. 肌酶谱检查提示横纹肌溶解综合征等。

【知识精要】

1. 肌萎缩特点

（1）慢性发病，进行性加重。有的从小发病。

（2）肌束震颤、肌纤维震颤或肌丘。

（3）腱反射减退、消失或亢进。

（4）无感觉障碍或合并感觉障碍。

（5）有近亲婚配史。

2. 辅助检查

（1）颈椎或腰骶椎 MRI、肌电图、体感诱发电位等。

（2）肌酶谱。

（3）肌容积的测定。

3. 诊断

（1）慢性发病，进行加重。

（2）单肢、偏身或四肢肌群肌萎缩。

（3）腱反射减退、消失或亢进；病理反射阴性。

（4）无感觉障碍或合并感觉障碍。

（5）肌电图提示神经源性肌萎缩或肌源性肌萎缩。

（6）体感诱发电位提示感觉神经受损。

（7）肌酶谱增高，提示横纹肌溶解征。

4. 鉴别诊断

（1）周围神经损害：相关神经支配的肌群出现肌萎缩、肌束震颤、肌纤维震颤、肌丘等。腱反射减退、消失。合并感觉障碍，呈手套或袜套型。病理反射阴性。肌电图提示神经源性损害。

（2）肌萎缩侧索硬化症：四肢肌肉萎缩合并腱反射亢进。无感觉障碍。肌电图提示神经源性损害。

（3）进行性肌营养不良：父母系近亲婚配史，分为面肩肱型、肢带型等。面部、四肢肌群进行性肌肉萎缩、无力，腱反射减退或消失，病理反射阴性，无感觉障碍。

（4）颈椎病：颈椎骨质增生或椎间盘突出刺激或压迫颈神经，使相应节段的肌群出现肌萎缩，可以合并感觉障碍。颈椎 MRI 和肌电图有助诊断。

（5）废用性肌萎缩：由于脑中风等原因导致受损肢体瘫痪，瘫痪肢体长期活动障碍，出现肌萎缩。

四、步态异常

【定位诊断】

1. 现病史

（1）急性发病还是慢性发病进行加重。

（2）伴随症状如头痛、头昏、视物旋转、肢体麻木、腰痛、无力等。

2. 其他相关病史

（1）近亲婚配史。

（2）外伤史。

（3）中毒史如有机磷农药中毒、药物中毒等。

（4）腰腿痛病史。

（5）脑血管意外病史。

【体查要点】

1. 肌力、肌张力、肌营养的检查。

2. 腱反射和病理反射检查。

3. 步态检查。

4. 脊柱及四肢骨关节检查。

【辅助检查报告单展示】

1. 头部和腰骶部 CT、MRI 提示头部有异常病灶；腰骶部有椎间盘突出、占位病变等。

2. 肌电图提示巨大电位、潜伏期延长，说明神经性损害或肌源性损害。

3. 膝关节 X 光照片、MRI 提示骨质增生或半月板破裂等。

4. 肌酶谱增高。

【知识精要】

1. 步态异常的特点

（1）神经源性、肌源性、骨关节病变引起。

（2）神经源性损害引起的步态异常有偏瘫步态、跨越步态、小脑共济失调步态、慌张步态、周期性跛行等。

（3）肌源性损害引起的步态异常有鸭步。

（4）膝关节病变引起骨关节肌抑制性跛行。

2. 辅助检查

（1）头部 CT、MRI、EMG 等。

（2）肌酶谱。

（3）膝关节 X 光照片。

3. 诊断

（1）急性发病或慢性进行加重。

（2）步态异常。

（3）头部 CT、MRI、EMG 等检查异常。

（4）血肌酶谱增高。

4. 鉴别诊断

（1）偏瘫步态（划圈步态）：为单侧皮质脊髓束受损所致，见于脑血管病或脑外伤恢复期及后遗症期的患者。

（2）跨阈步态：又称"鸡步"，由于腓总神经损害、脊髓灰质炎或进行性腓骨肌萎缩。

（3）小脑共济失调步态：见于小脑病变，多见于遗传性小脑性共济失调、小脑血管病和炎症。

（4）慌张步态：见于帕金森病的典型症状之一。

（5）周期性跛行：见于脊髓血管病变。

（6）摇摆步态：又称"鸭步"，见于进行性肌营养不良症、进行性脊肌萎缩症、少年型脊肌萎缩症等。

（7）骨性肌抑制跛行：上楼或下楼困难、伴有膝关节疼痛等。

（8）痉挛性截瘫步态：又称为"剪刀"步态，为双侧皮质脊髓束受损所致，常见多发性硬化、脊髓压迫症、脊髓空洞症、脊髓外伤或血管病及炎症恢复期等。

五、不自主运动

【定位诊断】

1. 现病史

（1）急性发病或进行性加重。

（2）伴随症状如头痛、头昏、无力、肢体麻木、关节疼痛等。

2. 其他相关病史

（1）高血压、心律失常、糖尿病史等。

（2）脑外伤、脑肿瘤病史。

（3）风湿病病史。

（4）遗传病史。

【体查要点】

1. 肌力、肌张力、肌营养检查。

2. 腱反射和病理反射检查。

3. 肢体震颤的检查。

【定性诊断】

1. 头部 CT、MRI、EEG、CTA、心脏 B 超等，可以提示相关疾病的结果。

2. ESR、抗 O、RF、血糖、肌酶谱等。

3. 心理测试。

4. 染色体检查如 Huntington 舞蹈病的致病基因位于第 4 号染色体短臂上，IT5 基因是本病的候选基因，其蛋白质称 Huntington 蛋白。

【知识精要】

1. 不自主运动的特点

（1）患者在意识清楚的情况下，出现不能自行控制的骨骼肌不正常的运动。

（2）情绪激动时加重，睡眠时消失。

（3）主要与基底神经节区病变有关，苍白球病变引起震颤、肌张力增高、慌张步态；新纹状体病变引起肌张力降低、运动过多，出现舞蹈症。

2. 辅助检查

（1）头部 CT、MRI、CTA 等。

（2）心脏 B 超、心电图等。

（3）ERS、RF、抗 O 等。

（4）心理测试。

3. 诊断

（1）震颤、肌张力增高或降低、运动过多或减少、慌张步态或手足徐动症等。

（2）情绪激动时病情加重，睡眠时停止。

（3）头部 CT、MRI 提示中脑、基底神经节区有异常病灶。

（4）心脏 B 超提示风湿性心脏病变、ERS 和抗 O 增高等。

4. 鉴别诊断

（1）震颤分为静止性、动作性（包括意向性震颤、姿势性震颤）特发性震颤。

1）静止性震颤：见于帕金森氏病或帕金森氏综合征，合并齿轮样肌张力增高、慌张步态。

2）意向性震颤：见于小脑病变，合并肌张力降低、共济失调、指鼻试验阳性等。

3）姿势性震颤：见于甲状腺功能亢进、特发性震颤、肝性脑病、慢性酒精中毒、肝豆状核变性等。

4）特发性震颤：1/3 患者有遗传史。主要表现是姿势性震颤和动作性加重，可一侧或双手发病，头部也可累及，腿部较少受累。

（2）舞蹈症：分为风湿性和遗传性。

1）风湿性舞蹈症：2/3 患者为 5～15 岁儿童。舞蹈样动作以面部最明显如挤眉、眨眼、扮鬼脸等；肢体出现极快而不规则的不自主运动。抗 O、血沉增高。

2）遗传性舞蹈症：Huntington's 舞蹈病：见于 30～50 岁，有遗传病史。主要表现舞蹈-手足徐动样不自主运动、精神症状、痴呆等。

（3）手足徐动症：多见于脑炎、播散性脑脊髓炎、核黄疸、肝豆状核变性。

（4）扭转痉挛：可为原发性遗传病、肝豆状核变性以及某些药物反应。

（5）偏身投掷障碍：为对侧丘脑底核损害所致。

（6）抽动症：机制不清，部分由基底核病变引起，有些是与精神因素有关。

六、共 济 失 调

【定位诊断】

1. 现病史

（1）急性发病或进行性加重。

（2）伴随症状如头痛、头昏、走路不稳、持物不准等。

2. 其他相关病史

（1）高血压、糖尿病、高脂血症等。

（2）既往中风史。

（3）中毒史如药物中毒等。

（4）高原缺氧史如到高原地区旅游等。

（5）遗传史。

【体查要点】

1. 检查颅神经和肌力、肌张力、肌营养等。

2. 检查步态、闭目难立征、指鼻试验、跟膝胫试验等。

3. 腱反射、病理反射。

4. 检查精神状态。

【定性诊断】

1. 头部 CT、MRI 提示基底节区和小脑有异常信号或病灶。

2. 生化全套提示血脂、血糖升高。

3. 心电图、心脏 B 超、颅外颈动脉 B 超等检查均可以提示心律失常、颅外颈动脉斑块等。

【知识精要】

1. 共济失调的特点

（1）急性发作的病例多见，可以是单肢、偏身肢体或四肢出现共济失调。

（2）共济失调受损部位可以是大脑、中脑、小脑、前庭、脊髓或联合受损。

（3）共济失调主要有小脑性共济失调、大脑性共济失调、感觉性共济失调、前庭性共济失调。每一种共济失调的临床表现都不同。

2. 辅助检查

（1）头部 CT、MRI 和脊髓的 MRI 检查。

（2）心脏 B 超和心电图、颅外颈动脉 B 超。

（3）生化全套。

3. 诊断

（1）共济失调没有肌无力。

（2）共济失调是因为小脑、本体感觉及前庭功能障碍导致运动笨拙和不协调，引起姿势、步态和语言障碍。

（3）每一种共济失调的临床表现都不同。

4. 鉴别诊断

（1）小脑性共济失调

1）姿势和步态的改变：出现醉汉步态和躯干性共济失调（不倒翁征）。

2）协调运动障碍（小脑笨拙综合征）：指鼻试验和跟膝胫试验阳性、意向性震颤、书写障碍（大写征）。

3）爆发性语言。

4）粗大的共济失调性眼球震颤。

5）肌张力降低。

（2）大脑性共济失调

1）额叶性共济失调：临床表现如小脑共济失调外，还有额叶损害的表现如腱反射亢进、病理反射阳性、精神症状、强握反射等额叶损害表现。

2）顶叶性共济失调：对侧患肢不同程度的共济失

调，闭眼时症状明显，深感觉障碍呈一过性。可出现双下肢感觉性共济失调和大小便失禁。

3）颞叶性共济失调：临床表现不明显。一过性平衡障碍，早期难发现。

（3）感觉性共济失调：深感觉障碍导致患者不能准确识别肢体的位置和运动方向。闭目难立征阳性、震动觉和关节位置觉缺失。

（4）前庭性共济失调：临床表现以平衡障碍为主。特点：眩晕、呕吐、眼球震颤、双上肢自发性指误、直线行走时躯体向病侧倾倒、前庭功能试验减退或消失。病变越接近内耳迷路症状越明显。

（周成芳　陈　琳）

见习三　神经系统检查方法、病史采集、腰椎穿刺术

【见习要求】

1. 熟记神经系统检查内容。

2. 正确掌握神经系统检查方法与病史采集。

3. 掌握腰椎穿刺的适应证、禁忌证及方法。

【见习时数】 4学时。

【见习准备】

1. 准备好见习用具：电筒、棉签、大头针、皮尺和叩诊锤、检眼镜、音叉等。

2. 患者1人/小组。

3. 电教设备：电视机、播放机及示教光碟。

4. 准备行腰穿检查患者1人。

【见习过程】

1. 先让学生观看示教片，再由老师用1~1.5小时示教神经系统检查方法，学生应认真听、认真看，认真领会，逐步熟悉神经系统检查内容、方法及正确的姿势。

2. 以2个学生为一个小组，分组练习。由带教老师指导，重点是互相练习。用1小时对照见习指导，按照次序互相进行神经系统检查，态度应该严肃认真、一丝不苟。

3. 病史采集由带教老师指导，以2个学生为一个小组，用40~50分钟对患者进行病史采集。

4. 由带教老师带领学生观摩腰穿检查。

5. 最后用10~15分钟由老师小结。

【见习内容】

一、神经系统体格检查

神经系统体格检查是神经科医生最重要的基本技能，检查获得的体征可为疾病的诊断提供重要的临床依据。主要包括神经系统一般检查、意识障碍、精神状态和高级皮质功能、脑神经、运动系统、感觉系统、腱反射、脑膜刺激征以及自主神经系统功能检查。

1. 一般检查 包括意识、精神状态、脑膜刺激征、头颈部、躯干、四肢等。

（1）意识障碍：分为5级。

1）嗜睡：轻刺激被唤醒，刺激停止后又进入睡眠。

2）昏睡：较强刺激才能唤醒，刺激停止后又进入熟睡。

3）浅昏迷：不能被唤醒，压眶有反应，生命体征正常。

4）中昏迷：对疼痛反应消失，四肢完全瘫痪，病理征阳性，浅反射减弱，呼吸、循环功能尚稳定。

5）深昏迷：眼球固定，瞳孔散大，所有的深浅反射及病理反射消失，生命体征出现障碍。

（2）精神状态：是否有认知、情感、意志、行为等障碍，以及智能障碍。

（3）脑膜刺激征：为脑膜受激惹的体征，见于脑膜炎、蛛网膜下腔出血和颅压增高等病况。

1）颈强直：被检者仰卧，颈部放松，检查者左手托被检者枕部，右手置于胸前作屈颈动作检查。被动屈颈时如抵抗力增强，即为颈部阻力增高或颈强直。在除外颈椎或颈部肌肉局部病变后即可认为有脑膜刺激征。

2）克匿格征：患者仰卧屈髋屈膝，检查者于膝关节处试行伸直小腿，如伸直受限并出现疼痛，下肢大、小腿夹角小于135°，称克匿格征阳性。

3）布鲁津斯基征：被检者仰卧，下肢伸直，检查者一手托起被检者枕部，另一手按于其胸前。当头部被动前屈时，双髋与膝关节同时屈曲则为阳性。

（4）头部与颈部

1）头部：大小、形态、是否有畸形，头部有无压痛，有无叩击痛，是否有大血管区血管杂音。

2）面部及五官：面部有无畸形，血管痣，眼睑有无下垂，鼻部畸形，口部唇裂、疱疹等。

3）颈部：两侧是否对称，有无颈强直，活动、姿态异常等。

4）躯干和四肢：脊柱有无前凸、后凸、侧弯畸形，脊柱强直和脊膜膨出；压痛和叩痛；是否有翼状肩；四肢有无肌萎缩、疼痛、压痛；有无指趾发育畸形、弓形足等。

2. 颅神经检查

（1）嗅神经：用香皂、牙膏和香烟等置于患者鼻孔处，让其说出气味或做出比较，主要是注意嗅幻觉。

（2）视神经

1）视力：远视力为 5 米，近视力为 30 厘米进行检查。

2）视野：手动法（对向法）粗略测试，患者与检查者相距约 1 米对面而坐，测试左眼时，受试者遮其右眼，左眼注视检查者右眼，检查者遮其左眼，用食指在两人中间等距离处分别从上内、下内、上外和下外等方位自周围向中央移动，直至受试者看到后告知。

3）眼底：检查右眼时，医生站在受试者右侧，右手持检眼镜用右眼观察眼底；左眼相反。正常眼底可见视盘呈圆形，边缘清楚，色淡红，动静脉比例为 2：3，视网膜有无渗出及出血等。视盘水肿时边缘不清，有渗出或者出血，提示颅内压增高征。

（3）动眼、滑车、外展神经：共同支配眼球运动，同时检查。

1）外观：双侧眼裂有无增大或变窄，是否等大。上眼睑有无下垂，眼球有无外突或内陷，眼球有无偏斜或双眼同向偏斜。

2）眼球运动：检查者竖示指，距受检者眼前 30～40cm 处。嘱被检者头部不动，两眼注视检查者的示指，并随其向内、外、上、下、内上、内下、外上、外下各方向转动。注意眼球运动受限方向及程度，有无复视和眼球震颤。

3）瞳孔：正常瞳孔圆形、居中、两侧等大，随光线强弱而缩小与扩大，正常瞳孔直径 3～4mm。小于 2mm 为瞳孔缩小，大于 5mm 为瞳孔扩大。检查对光反射，以手电筒从侧面由外向内分别照射瞳孔，感光侧的瞳孔缩小，称直接对光反射。未直接受光照的瞳孔也缩小，则称间接对光反射。意义：上睑下垂与眼球运动向内、向上及向下活动受限见于动眼神经麻痹；眼球向下、向外运动减弱见于滑车神经损害；眼球向外转动障碍见于展神经受损；瞳孔反射异常提示动眼神经或视神经受损。

（4）三叉神经

1）面部感觉：三叉神经的感觉纤维分布在面部皮肤及眼、鼻与口腔黏膜。常以针刺检查痛觉，棉签检查触觉。两侧对比，随时询问患者的感觉反应是否减退、消失或过敏。角膜反射障碍也为三叉神经功能受损的表现。

2）咀嚼运动：受三叉神经的运动纤维支配。双手触按被检者颞肌、咬肌，嘱被检者作咀嚼动作，对比双侧肌力强弱；再嘱被检者作张口运动，观察张口时下颌有无偏斜。当翼状肌瘫痪时，下颌偏向病侧。

（5）面神经

1）视诊：观察额纹及鼻唇沟是否变浅，眼裂是否增宽，口角是否低垂或歪向一侧。

2）运动：嘱患者做蹙额、闭眼、露齿、鼓腮或吹哨动作，比较两侧的对称性。面神经功能受损时这些动作均有障碍。

3）味觉：周围性面神经损害者则舌前 2/3 味觉障碍。

（6）位听神经：是检查听神经的功能，用耳语、或音叉试验。

1）Rinne 试验：正常时气导＞骨导的 2 倍。

2）Weber 试验：将音叉（128Hz）置于患者颅顶正中，正常时感觉声音位于正中。

（7）舌咽神经、迷走神经：两者在解剖与功能上关系密切，常同时受损。

1）运动：发音是否嘶哑或带鼻音，是否呛咳、有无吞咽困难。嘱患者张口，观察腭垂是否居中，两侧软腭高度是否一致，患者发"啊"音时两侧软腭上抬是否对称，腭垂有无偏斜。当一侧舌咽、迷走神经受损时，该侧软腭上提减弱，腭垂偏向健侧。检查咽反射时，用压舌板轻压左侧或右侧咽后壁，正常者可有恶心反应，有神经损害者则反射迟钝或消失。

2）感觉：舌后 1/3 的味觉减退为舌咽神经损害，检查方法同面神经。

（8）副神经检查：检查胸锁乳突肌与斜方肌有无萎缩，嘱被检者作耸肩及转颈运动，比较两侧肌力。副神经受损时，可出现一侧异常。

（9）舌下神经检查：观察有无舌肌萎缩及肌束颤动，伸舌有无偏斜。一侧麻痹时伸舌偏向病侧，双侧麻痹者则不能伸舌。

3. 运动系统检查 包括肌营养、肌张力、肌力、不自主运动、共济运动、姿势及步态等。

（1）肌肉形态与营养：观察和比较双侧对称部位肌肉外形及体积，有无肌萎缩及假性肥大及分布范围。

（2）肌张力：指肌肉松弛状态下做被动运动时检查者所遇到阻力。分肌张力降低和肌张力增高。

1）肌张力减低：表现肌肉弛缓柔软，被动运动阻力减低，关节活动范围扩大，见于下运动神经元病变（如多发性神经病、脊髓前角灰质炎），小脑病变和肌源性病变等。

2）肌张力增高：表现肌肉较硬，被动运动阻力增加，关节活动范围缩小，见于锥体系和锥体外系病变。部分表现为痉挛性肌张力增高，上肢屈肌和下肢伸肌张力增高明显，被动运动开始时阻力大，终了时变小，称为折刀样肌张力增高；有的表现为强直性肌张力增高，伸肌与屈肌张力均增高，向各方向被动运动时阻力均匀，称为铅管样（不伴震颤）或齿轮样肌张力增高（伴震颤）。

（记录：降低、正常、增高、痉挛、折刀样、强直、齿轮样、铅管样升高）

（3）肌力：指肌肉的收缩力，检查时一般以关节为中心检查肌群的伸、屈、外展、内收、旋前和旋后等功能，令患者作肢体伸屈动作，检查者从相反方向测试被查者对阻力的克服力，并注意两侧对比。但对单神经损害（如尺神经、正中神经、桡神经、腓总神经）和局限性脊髓前角病变（如脊髓前角灰质炎），需要对相应的单块肌肉分别进行检查。

1）记录：分六级（0～5级记录法）

A.0级：完全瘫痪。

B.1级：肢体可收缩，但不能产生动作。

C.2级：肢体能在床面上移动，但不能抵抗自身重力。

D.3级：肢体能抵抗重力离开床面，但不能抵抗阻力。

E.4级：肢体能作抗阻力动作，但未达到正常。

F.5级：正常肌力。

2）肌群肌力测定：可分别选择下列运动：①肩：外展、内收。②肘：屈、伸。③腕：屈、伸。④指：屈、伸。⑤髋：屈、伸、外展、内收。⑥膝：屈、伸。⑦踝：背屈、跖屈。⑧趾：背屈、跖屈。⑨颈：前伸、后伸。⑩躯干：仰卧位抬头和肩，检查者给予阻力，观察腹肌收缩力；俯卧位抬头和肩，检查脊旁肌收缩力。

3）轻瘫检查法：不能确定的轻瘫可用以下方法检查。①上肢平伸试验：双上肢平举，手心向下，轻瘫侧上肢逐渐下垂和旋前（掌心向外）；②Barre分指试验：相对分开双手五指并伸直，轻瘫侧手指逐渐并拢屈曲；③小指征：双上肢平举，手心向下，轻瘫侧小指常轻度外展；④Jackson征：仰卧位双腿伸直，轻瘫侧下肢常呈外旋位；⑤下肢轻瘫试验：仰卧位，双膝、髋关节均屈曲成直角，轻瘫侧小腿逐渐下落。

4）临床意义：不同程度的肌力减退可分别称为完全性瘫痪和不完全性瘫痪（轻瘫）。不同部位或不同组合的瘫痪可分别命名为：①单瘫：单一肢体瘫痪，多见于脊髓灰质炎；②偏瘫：为一侧肢体（上、下肢）瘫痪，常伴有同侧脑神经损害，多见于颅内病变或脑中风；③交叉性偏瘫：病灶同侧颅神经周围瘫及对侧肢体中枢性瘫，是脑干损伤的特征性瘫痪；④截瘫：为双下肢瘫痪，是脊髓横贯性损伤的结果，见于脊髓外伤、炎症等。

（4）不自主运动：随意肌收缩所产生的一些无目的的异常动作，多数为锥体外系损害的表现。包括震颤、肌纤维震颤、抽搐、肌阵挛、舞蹈样运动、手足徐动、扭转痉挛等。

1）震颤：两组拮抗肌交替收缩引起的不自主动作，可有以下几种类型：①静止性震颤：静止时表现明显，而在作意向性动作时则减轻或消失，常伴肌张力增高，见于震颤麻痹；②动作性震颤：动作时发生，越近目的物越明显，见于小脑疾患；③老年性震颤：与震颤麻痹类似，为静止性震颤，发生于老年人，常表现为点头或手抖，通常肌张力不高。

2）舞蹈样运动：肢体大关节的快速、无目的、不对称的运动，类似舞蹈，睡眠时可减轻或消失。该运动也可发生在面部，犹如做鬼脸，多见于儿童期小舞蹈病。

3）手足徐动：见于脑性瘫痪、肝豆状核变性和脑基底节变性。

（5）共济运动：机体任一动作的完成均依赖于某组肌群协调一致的运动。协调主要靠小脑的功能，前庭神经、视神经、深感觉及锥体外系均参与作用。

1）指鼻试验：嘱受试者用示指尖触及前方距其 0.5 米检查者的示指，再触及自己的鼻尖，用不同方向、速度、睁眼与闭眼反复进行，有无不准确及震颤；同侧指鼻不准提示小脑半球病变；睁眼时指鼻准确，闭眼时出现障碍提示感觉性共济失调。

2）跟膝胫试验：受检查仰卧位，上举一侧下肢，用足跟触及对侧膝盖，再沿胫骨前缘下移正常时快速并准确。小脑损害时，动作不准；感觉性共济失调者则闭眼时出现该动作障碍。

3）闭目难立征：被检者双足并拢站立，双手向前平伸，闭目，若出现身体摇晃或倾斜则为阳性，提示小脑病变。如睁眼时能站稳而闭眼时站立不稳、则为感觉性共济失调。

4）快复轮替试验：嘱患者用前臂快速旋前和旋后，或一手用手掌、手背连续交替拍打对侧手掌，或用足趾反复快速叩击地面等。小脑性共济失调患者动作笨拙，节律慢而不协调，称快复轮替运动不能。

5）反跳试验：嘱患者用力屈肘，检查者握其腕部使其伸直，然后突然松手。正常人由于对抗肌的拮抗作用，可立即制止前臂屈曲。小脑病变患者由于缺少这种拮抗作用，屈曲的前臂可反击到自己的身体。

6）起坐试验：取仰卧位，双手交叉置于胸前，不用支撑试行坐起，正常人躯干屈曲并双腿下压，小脑病变患者双下肢向上抬离床面，起坐困难，称联合屈曲征。

7）误指试验：患者坐在检查者对面，上肢前伸，用示指从高处指向检查者伸出的示指，睁眼、闭眼对比，两侧对比。正常人闭眼后误差不超过 2°～5°，一侧小脑病变时同侧上肢常向病侧偏斜；前庭病变时两侧上肢均向病侧偏斜。

（6）姿势与步态

1）痉挛性偏瘫步态：上肢屈曲，下肢伸直、外旋、向外前摆动，行走时呈划圈样步态多见于中风。

2）痉挛性截瘫步态：患者双下肢强直内收，呈剪刀样步态，多见于脑瘫患者，脊髓外伤。

3）慌张步态：行走时躯体弯曲向前倾，髋、膝和踝部弯曲，起步困难，小步态前冲，多见于帕金森病。

4）醉酒步态：步态不规则、笨拙、不稳定，左右摇晃，多见于醉酒或巴比妥类中毒。

5）跨阈步态：垂足，行走时患肢抬高，如跨门槛样，见于腓总神经麻痹、腓骨肌萎缩和进行性肌萎缩症。

6）肌病步态（鸭步）：行走时臀部左右摇摆状如鸭步，多见于肌营养不良。

4. 感觉系统检查 被检查者应闭目，采取左右、近远端对比的原则，自感觉缺失部位查向正常部位，自肢体远端查向近端，必要时重复检查，避免暗示性提问，以获取准确的资料。检查者应耐心细致，使患者充分配合。

（1）浅感觉检查：包括痛觉用大头针轻刺皮肤，询问是否疼痛；触觉用棉签或软纸片轻触皮肤，询问有无感觉；温度觉用装冷水和热水的玻璃试管，分别轻触皮肤进行辨别。如痛、触觉无改变，一般可不必再查温度觉。如有感觉障碍，应记录部位和范围。

（2）深感觉检查：运动觉患者闭目，检查者用手指轻轻夹住患者手指或足趾两侧，上下移动 5°左右，让患者辨别向上，向下移动；位置觉患者闭目，检查者将肢体摆成某一姿势，请患者描述该姿势或用对侧肢体模仿；振动觉将振动的 128Hz 音叉柄置于骨隆起处，如手指、桡尺骨茎突、鹰嘴、锁骨、足趾、内外踝、胫骨、膝、髂前上棘和肋骨等处，询问有无振动感，两侧对比。

（3）复合皮层觉检查：只有在深浅感觉正常情况下，该感觉异常才有临床意义。包括定位觉、两点辨别觉、图形觉、实体觉等。

1）定位觉：患者闭目，用手指或棉签轻触患者皮肤后，让其指出受触的部位。

2）两点辨别觉：患者闭目，用分开一定距离的钝双脚规接触皮肤，如患者感觉为两点时再缩小间距，直至感觉为一点为止，两点须同时刺激，用力相等：正常值指尖为 2～4mm，手背 2～3cm，躯干 6～7cm。

3）图形觉：患者闭目，用钝针在皮肤上画出简单图形，如三角形、圆形或 1、2、3 等数字，让患者辨出，应双侧对照。

4）实体觉：患者闭目，令其用单手触摸常用物品如钥匙、纽扣、钢笔、硬币等，说出物品形状和名称。两手比较。

5. 反射检查 包括深反射、浅反射、阵挛和病理反射等。

（1）深反射：刺激骨膜、肌腱，经深部感受器完成的反射称深反射，又称腱反射。

记录：消失、减弱、正常、活跃、亢进。或者：（-）、（+）、（++）、（+++）、（++++）。

1）肱二头肌反射：被检者前臂屈曲 90°，检查者以左拇指置于被检者肘部肱二头肌腱上，然后右手持叩诊锤叩击左拇指甲，使肱二头肌收缩，引出屈肘动作。反射中枢为颈髓5~6节。

2）肱三头肌反射：被检者外展上臂，半屈肘关节。检查者用左手托住其上臂，右手用叩诊锤直接叩击鹰嘴上方的肱三头肌腱，可使肱三头肌收缩，引起前臂伸展。反射中枢为颈髓7~8节。

3）桡反射：被检者前臂置于半屈半旋前位，医生以左手托住其腕部，并使腕关节自然下垂，随即以叩诊锤叩击桡骨茎突，可引起肱桡肌收缩，发生屈肘和前臂旋前动作。反射中枢在颈髓5~6节。

4）膝反射：坐位检查时，被检者小腿完全松弛下垂，卧位检查则患者仰卧，检查者以左手托起其膝关节使之屈曲约120°，用右手持叩诊锤叩击膝盖髌骨下方股四头肌腱，可引起小腿伸展。反射中枢在腰髓2~4节。

5）踝反射：又称跟腱反射。患者仰卧，髋及膝关节稍屈曲，下肢取外旋外展位。检查者左手将被检者足部背屈成直角，以叩诊锤叩击跟腱，反应为腓肠肌收缩，足向跖面屈曲。反射中枢为骶髓1~2节。

（2）浅反射：是刺激皮肤、黏膜、角膜等引起的肌肉快速收缩反应。

1）腹壁反射：患者仰卧，双下肢略屈曲使腹肌放松，用棉签沿肋弓下缘（$T_{7~8}$）、脐水平（$T_{9~10}$）、和腹股沟上（$T_{11~12}$）平行方向，由外向内轻划两侧腹壁皮肤，反应为该侧腹肌收缩，脐孔向刺激部分偏移，分别为上、中、下腹壁反射。肥胖和经产妇可能检查不出。

2）提睾反射：用棉签自上向下轻划大腿上部内侧皮肤，反应为该侧提睾肌收缩使睾丸上提。

3）肛门反射：用棉签轻划肛门周围皮肤，肛门外括约肌收缩。

4）跖反射：用棉签轻划足底外侧，自足跟向前至小趾根部足掌时转向内侧，足趾跖屈。

（3）病理反射：锥体束病损时，大脑失去了对脑干和脊髓的抑制作用而出现的异常反射。1 岁半以内的婴幼儿由于神经系统发育未完善，也可出现这种反射，不属于病理性。深睡眠、昏迷、苯巴妥类药物中毒时可有病理征阳性。

记录：阳性（＋），阴性（－）。

1）巴彬斯基（Babinski）征：用竹签轻划足底外侧，自足跟向前至小趾根部足掌时转向内侧，拇趾背屈，可伴有其他足趾扇形展开为阳性。

2）查多克（Chaddock）征：由外踝下方向前划至足背外侧，拇趾背屈，可伴有其他足趾扇形展开为阳性。

3）奥本海姆（Oppenheim）征：用拇指和示指沿胫骨前缘自上向下用力下滑，拇趾背屈，可伴有其他足趾扇形展开为阳性。

4）戈尔登（Gordon）征：用手挤压腓肠肌，拇趾背屈，可伴有其他足趾扇形展开为阳性。

5）阵挛：深反射亢进时，用力使相关肌肉处于持续性紧张状态，该组肌肉发生节律性收缩，称为阵挛。①髌阵挛：患者仰卧，下肢伸直，检查者用拇示两指捏住髌骨上缘，突然和持续向下方推动，髌骨发生连续节律性上下颤动；②踝阵挛：检查者用左手托腘窝，右手握足前部突然推向背屈，并用手维持压于足底，跟腱发生节律性收缩，导致足部交替性屈伸动作。

6）霍夫曼（Hoffmann）征：上肢锥体束征。检查者左手持被检者腕部，然后以右手中指与示指夹住被检者中指并稍向上提，使腕部处于轻度过伸位。以拇指迅速弹刮被检者的中指指甲，引起其余四指轻度掌屈反应则为阳性，较多见于颈髓病变。

二、病 史 采 集

神经系统疾病的病史采集方法，基本上与一般内科疾病相同，只是在内容上具有神经疾病的特点。病史包括一般情况：年龄、性别、职业、居住地、左（或右）利手，主诉、现病史、发育情况（儿童）、系统回顾、既往病史、个人史和家族史。病史采集中应注意：①系统完整，在患者叙述中尽量不要打断，必要时时引导患者按症状出现先后顺序描述症状的发生和演变情况，阳性症状要记录，重要的阴性症状也不能忽视；②客观真实，询问过程中应注意患者提供病史的可靠性，医师应加以分析和向亲属等进一步核实；③重点突出，尽量围绕主诉提问，引导患者减少无关情况和琐碎情节的叙述；④避免暗示，不要进行诱导性询问病史，更不能根据自己主观推测来让患者认同。最后，病史采集初步完成后，医师应当归纳患者最关联的症状特点，必要时还应进一步核对。

1. 主诉　是患者自述的主要痛苦，也是患者就诊的主要原因，应该首先抓住其主要的症状，存在的部位、形式和持续的时间，在主诉的记录，不应以诊断名词来记录。

2. 现病史　是围绕主诉对疾病过程的进一步叙述，是病历最主要的部分。起病情况如何，是急骤还是缓慢起病，对病史中提到的每一个症状，都应询问，出现的日期、性质和严重性、部位和发展情况、时间关系（白天或晚上、持续性或间歇性等）与此症状有关的其他表现，加重或减弱的因素，以前治疗的效果，目前是减轻还是加重。患者对症状的理解可以有不同的医学意义，我们不应盲目接受，例如"头晕"，患者可以理解为头里发重，也可以理解为自身或外界事物的旋转，更可以理解为思想糊里糊涂或昏头昏脑，所以我们对患者所述的每一个症状都要搞清楚。对于症状发生先后次序要进行详细的了解，起病的症状可提示原发部位，而后继症状则说明病变进展的方向，应按先后有系统地记录下来。

整个病程的经过和转归，如迅速恢复、继续发展，暂时缓解、继续发展和稳定静止等，对病因诊断帮助极大。很多患者就诊时携带以往的多种辅助检查结果，要客观地分析这部分资料的价值，并组成现病史的一部分。

另外，对待某些易于接受暗示的患者要尽力避免带有暗示性提问方法，以免造成一种虚假的典型症状。

病史采集过程中的重点：

（1）症状的发生情况：包括初发症状的发生时间、发病形式（急性、亚急性、慢性、隐袭性、发作性、间歇性或周期性）、发病前的可能诱因和原因。

（2）症状的特点：包括症状的部位、范围、性质和严重程度等。

（3）症状的发展和演变：症状的加重、减轻、持续进展或无变化等。症状加重、减轻的可能原因和影响因素等。

（4）伴随症状及相互关联：主要症状之外的伴随症状的特点、发生时间以及相互影响。

（5）既往诊治情况：包括病程中各阶段检查的结果、诊断和治疗过程、具体的治疗用药或方法以及疗效等。

（6）与现病有关的其他疾病情况：是否合并存在其他系统疾病，这些疾病与现病的关系。

（7）病程中的一般情况：包括饮食、睡眠、体重、精神状态以及大小便的情况等。对儿童患者或幼年起病的成人患者还需要了解营养和发育情况。

3. 既往史　既往史的采集同内科疾病，但应特别注意与神经系统疾病有关的病史，着重询问以下内容：①头部外伤、脑肿瘤、内脏肿瘤以及手术史等；②感染病史如脑炎、结核病、寄生虫病、上呼吸道感染以及腮腺炎等；③内科疾病史如心脑血管病、高血压、糖尿病、胃肠道疾病、风湿病、甲亢和血液病等；④颈椎病和腰椎管狭窄病史等；⑤过敏及中毒史等。

除了曾经明确诊断的疾病，还应注意询问曾经发生但未接受诊治的情况。对婴幼儿患者还应询问母亲怀孕期情况和出生情况。

4. 个人史　个人史询问的基本内容包括出生地、居住地、文化程度、职业、是否到过疫区、生活习惯、性格特点、左（或右）利手等。女性患者应询问月经史和婚育史等。儿童应注意围生期、疫苗接种和生长发育情况等。取得患者信任后，可根据需要进一步询问可能接触到的化学物质，有无烟酒嗜好和具体情况，是否存在吸毒和药物滥用史，有无冶游史，是否有过应激事件。

5. 家族史　掌握家族史很重要，特别当怀疑疾病与遗传因素有关时，就更有意义。如属遗传家系应该使用遗传学中所使用的图和符号来做记录。对小孩、意识障碍和有精神异常的患者，应尽可能从家属、亲友或同事处获得病史。

神经系统疾病的常见症状询问时注意点简列如下：

（1）头痛：部位、发作形式、性质、加重因素、程度、伴随症状、先兆症状等。

（2）疼痛：部位、性质、发生情况、影响因素、伴随症状等。

（3）感觉异常：分布范围、性质（感觉减退、缺失过敏或异常、冷热感、麻木感、痒、针刺感触电感等）、出现的形式以及加重的因素等。

（4）抽搐：起病年龄、诱发因素、有无先兆、发作开始的部位、形式、伴随症状、抽搐后的症状、发作的频率以及以往的诊断治疗情况等。

（5）瘫痪：发病形式、瘫痪的部位、性质与程度、伴随的症状等。

（6）眩晕：眩晕是一种主观症状，患者感到自身或周围物体旋转、飘浮或翻滚。询问时应注意与头晕或头昏鉴别：头晕是头重脚轻、眼花和站立不稳感，但无外界物体或自身位置变化的错觉；头昏是脑子昏昏沉沉，而无视物旋转。对眩晕的患者，应询问有无恶心、呕吐、出汗、耳鸣和听力减退、心慌、血压和脉搏的改变，以及发作的诱因、持续的时间以及眩晕与体位的关系等。

（7）意识丧失：发生的诱因，有无药物或乙醇滥用，有无外伤。发生的频率和持续时间。有无心血管和呼吸系统的症状。有无四肢抽搐、舌咬伤、尿便失禁等伴随症状等。转醒后有无后遗症。

（8）视力障碍：发生的情况、持续的时间以及视力障碍的表现。

（9）睡眠障碍：思睡还是失眠，如有失眠，是入睡困难、易醒还是早醒，是否有多梦或醒后再次入睡困难，以及失眠的诱因或影响睡眠的因素，睡眠中有无肢体不自主运动以及呼吸暂停等。

三、腰椎穿刺

1. 适应证

（1）留取 CSF 做各种检查以助中枢神经系统疾病如感染、蛛网膜下腔出血、脑膜癌病等的诊断。

（2）测量颅内压或行动力学试验以明确颅内压高低及脊髓腔、横窦通畅情况。

（3）动态观察 CSF 变化以助判断病情、预后及指导治疗。

（4）注入放射性核素行脑、脊髓扫描。

（5）注入液体或放出 CSF 以维持、调整颅内压平衡，或注入药物治疗相应疾病。

2. 禁忌证

（1）严重颅内压增高，或已有脑疝迹象，特别是怀疑后颅窝存在占位性病变。

（2）穿刺部位有感染灶、脊椎结核或开放性损伤。

（3）明显出血倾向或病情危重不宜搬动。

（4）脊髓压迫症的脊椎功能处于即将丧失的临界状态。

3. 并发症

（1）低颅压综合征。

（2）脑疝形成。

（3）神经根痛。

（4）其他如感染、出血等。

4. 操作方法

（1）体位：患者弯腰侧卧于床缘（多左侧卧位），背部与床面垂直，双手抱膝，两髋尽量屈曲，屈颈，尽量使腰椎棘突间隙增宽，头下置一枕头，使头的位置与脊柱保持在一直线。

（2）定位：确定与髂嵴最高点平面相当的腰椎棘突。一般为第 3 腰椎，在其下面的间隙即第 3、4 腰椎间隙（腰2 至骶 1 间隙均可）。

（3）消毒：用络合碘常规消毒，戴无菌手套，铺上消毒洞巾。

（4）麻醉：利多卡因局部逐层浸润麻醉。

（5）穿刺：用 9 号（儿童用 7 号）腰椎穿刺针于定点处水平穿刺，进入椎管时可突然感到阻力消失。

（6）测压及脑脊液：进入椎管后，拔出针芯，可见脑脊液滴出，测压和留取脑脊液后，再放入针芯拔出穿刺针。穿刺点稍加压止血，敷以消毒纱布并用胶布固定。

5. 穿刺后处理

（1）体位：去枕平卧 4～6 小时，取头低位。

（2）病情记录：详细记录穿刺过程，脑脊液外观及标本处理，记录病情发展，如有并发症，应及时处理。

（3）留送脑脊液：取两个试管，通常第 1 管收集脑脊液 3～5ml，作生物化学和细菌学检查，第 2 管收集 1～2ml 作细胞计数和球蛋白试验用；脑脊液标本应立即送检。初压超过 300mmH$_2$O 时不宜放液，仅取测压管内的脑脊液送细胞计数及蛋白定量即可。

6. 脑脊液压力测定　腰穿成功后，有脑脊液滴出，接上测压管（表），嘱患者肌肉放松，张口呼吸，观察测压管水柱上升情况，待水柱稳定后记下压力读数。

正常压力：侧卧位 80～180mmH$_2$O，大于 200 mmH$_2$O 为颅内压增高，小于 80 mmH$_2$O 为降低。

7. 压颈试验　即奎肯（Queckenstedt test）试验，是压迫颈静脉，以检查脊髓蛛网膜下腔有无梗阻及梗阻程度的试验方法。

（1）操作方法：先用血压计气袋将患者颈部缠好，腰穿成功后，测量脑脊液初压。然后将血压计充气至 20mmHg 压力，每 5 秒测压 1 次，至不再升高为止，或持续 30 秒，再迅速放出气袋内空气，仍继续每 5 秒测压 1 次，至压力不再下降为止。再按上述方法，将血压计分别再充气至 40mmHg 及 60mmHg。将 3 次试验结果绘制曲线图进行分析。

（2）结果分析

1）管内无梗阻：正常人侧卧位脑脊液压力为 80～180H$_2$O，在加压后 15～20 秒时，应迅速上升至最高点 200～250mmH$_2$O；当颈部加压至 60mmHg 时，脑脊液压力常可升高至 400～500mmH$_2$O。放松颈部压力后，脑脊液压力则迅速下降至初压水平。

2）部分梗阻：加压试验时，脑脊液压力上升或下降均缓慢；或上升快、下降慢；或解除压力后，脑脊液压力未能降至初压水平。

3）完全梗阻：压颈试验时脑脊液压力无改变或仅轻度上升。

亦可行压腹试验：检查者以拳头或手掌用力压迫患者腹部，CSF 压力迅速上升，解除压迫后 CSF 压力迅速下降。如穿刺针不通畅或不在蛛网膜下腔，压腹试验 CSF 压力不升。

8. 脑脊液检查

（1）常规检查

1）形状：正常为无色透明的液体，如为红色，表示混有血液，可用三管试验加以鉴别；若呈云雾状浑浊，多为细菌感染导致化脓性脑膜炎的结果。

2）细胞数：（0～5）×10^6/L，多为单个核细胞。

3）潘迪（Pandy）试验：正常为阴性。

（2）生化检查：蛋白质 0.15～0.45g/L，糖 2.5～4.4mmol/L，氯化物 120～130mmol/L。

【复习思考题】

1. 临床最常用的两种脑膜刺激征的检查方法是什么？如何检查？

2. 周围性面瘫与中枢性面瘫如何鉴别？

3. 传导性耳聋与感音性耳聋的诊断试验是什么？

如何鉴别?

4. Babinski 征的表现及临床意义是什么?

5. 肌张力增高见于哪些情况? 临床特点有哪些?

6. 闭目难立征检查的临床意义是什么?

7. 腰椎穿刺的适应证、禁忌证及并发症是什么?

笔记栏

(刘　锋)

见习四（1）　三叉神经痛

【见习要求】　掌握三叉神经痛的临床表现、诊断与鉴别诊断及治疗原则。

【见习时数】　0.5 学时。

【见习准备】　典型患者 1 人/小组。

【见习过程】

1. 讲授病史采集、体格检查要点，学生分组进病房采集病史，并做体格检查。

2. 学生回示教室汇报病历摘要、阳性体征，提出必要的辅助检查并说明其目的。

3. 学生归纳总结病例特点，作出完整的诊断，并说明诊断依据。

4. 结合患者的具体实际，教师以提问的方式小结。

【病史采集要点】

1. 现病史

（1）发病情况：缓慢或急骤起病？是否发作性？

（2）诱发因素：轻触鼻翼、颊部，进食、洗脸、刷牙、哈欠、讲话等。

（3）主要症状：一侧或双侧面部疼痛。疼痛范围、性质和时间，有无间歇期，有无"触发点"。

（4）伴随症状：是否有痛性抽搐？是否情绪低落、面色憔悴？

（5）病程：有无周期性？发作与缓解时间？

（6）诊疗情况：在何处就诊过？做过何种检查？用何药物及疗效如何？

（7）一般情况：精神、体力、饮食、大小便如何？

2. 其他相关病史

（1）有无药物过敏史。

（2）既往有无口腔疾病、鼻窦炎等。

【专科检查】

1. 一般无明显阳性体征。

2. 注意有无皮肤粗糙变厚，有无眉毛胡须擦落现象。

3. 注意有无龋齿、鼻窦炎或颞颌关节压痛。

4. 是否伴有其他颅神经麻痹症状等。

【辅助检查报告单展示】

1. 头颅 CT、MRI 等检查正常。

2. 脑电图检查正常。

【知识精要】

1. 三叉神经痛的临床特点

（1）症状

1）多见于 40 岁以上中老年人，女性多见。

2）三叉神经分布区的发作性短暂剧痛，无先兆，突然发生。

3）以第 2、3 支最常见，多为单侧，呈电击样、刀割样或撕裂样剧痛，一般局限于一至两个分支支配区，每次数秒至 1～2 分钟，间歇期正常。

4）以面颊、上、下颌及舌最明显，轻触可诱发疼痛发作，称为"扳机点"，患者不敢洗脸、刷牙或进食。

5）疼痛严重者可出现"痛性抽搐"：面部肌肉反射性抽搐，口角牵向患侧，同时有面部发红、皮温高、结膜充血、流泪、唾液分泌增多、流涕等。

（2）体征：无神经系统阳性体征，部分患者由于发作时经常以手抹擦面部，导致面部皮肤粗糙、眉毛脱落。

2. 辅助检查

（1）头颅 CT、MRI 等检查正常。

（2）脑电图检查正常。

3. 诊断　根据疼痛的部位、性质、"扳机点"，无神经系统阳性体征等。

4. 鉴别诊断

（1）继发性三叉神经痛：多见于多发性硬化、延髓空洞症、原发或转移性颅底肿瘤等。

（2）牙痛：持续性钝痛，进食冷热食物可加剧，X线片有助于鉴别。

（3）舌咽神经痛：舌咽神经分布区的发作性剧痛，吞咽、讲话、哈欠、咳嗽等可诱发，局部有触痛点，丁卡因涂抹可止痛。

（4）颞颌关节病：在咀嚼时出现疼痛，颞颌关节局部压痛。

5. 治疗　原发性三叉神经痛首选药物治疗。

（1）药物治疗

1）卡马西平，首选，注意不良反应，孕妇忌用。

2）苯妥因钠。

3）加巴喷丁，孕妇忌用。

4）普瑞巴林。

5）可同时辅用大剂量维生素 B_{12} 等。

（2）神经阻滞治疗。

（3）经皮半月神经节射频电凝疗法：可出现面部感觉异常、角膜炎、咀嚼无力等。

（4）手术治疗：常用方法有三叉神经感觉根部分切断术，伽马刀治疗及三叉神经根微血管减压术。

【复习思考题】

1. 三叉神经痛的临床表现？与继发性三叉神经痛如何鉴别？

2. 三叉神经痛如何治疗？

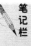
笔记栏

见习四（2） 特发性面神经麻痹

【见习要求】 掌握特发性面神经麻痹的临床表现、诊断与鉴别诊断及治疗原则。

【见习时数】 0.5 学时。

【见习准备】 典型患者 1 人/小组。

【见习过程】

1. 讲授病史采集、体格检查要点，学生分组进病房采集病史，并做体格检查。

2. 学生回示教室汇报病历摘要、阳性体征，提出必要的辅助检查并说明其目的。

3. 学生归纳总结病例特点，作出完整的诊断，并说明诊断依据。

4. 结合患者的具体实际，教师以提问的方式小结。

【病史采集要点】

1. 现病史

（1）发病情况：缓慢或急性起病？

（2）诱发因素：注意起病之诱因，有无耳内疾病、局部风寒侵袭、上呼吸道感染病史。

（3）注意面部表情肌瘫痪之症状，如不能皱额、不能蹙眉、口角歪斜、流涎、食物潴留等现象。

（4）伴随症状：有无麻痹侧乳突区、耳内或下颌角疼痛，有无流泪、听觉过敏及味觉障碍等。

（5）病程：症状可于数小时或数日内达到高峰。

（6）诊疗情况：在何处就诊过？做过何种检查？用何药物及疗效如何？

（7）一般情况：精神、体力、饮食、大小便如何？

2. 其他相关病史

（1）有无药物过敏史。

（2）既往有无耳部疾病、胃溃疡、高血压及糖尿病等。

（3）有无头部外伤等。

【体查要点】

1. 注意面部表情肌瘫痪为一侧或双侧，全部或下半部表情肌。

2. 有无外耳道鼓膜疱疹。

3. 是否伴其他颅神经瘫痪。

4. 有无锥体束征。

5. 有无舌前 2/3 味觉丧失和/或听觉过敏。

6. 乳突部有无压痛。

【辅助检查报告单展示】

1. 头颅 CT、MRI 等检查正常。

2. 脑脊液常规、生化检查正常。

【知识精要】

1. 特发性面神经麻痹的临床特点

（1）症状

1）急性起病，病前可有上呼吸道感染史。

2）症状可于数小时或数日内达到高峰。

3）病初可伴麻痹侧乳突区、耳内或下颌角疼痛。

（2）体征

1）患侧面部表情肌瘫痪，额纹消失，不能皱额蹙眉，眼裂变大，不能闭合或闭合不全。

2）闭眼时眼球向上外方转动，显露白色巩膜（Bell征）。

3）鼻唇沟变浅，口角下垂，示齿时口角偏向健侧。

4）口轮匝肌瘫痪使鼓腮和吹口哨漏气，颊肌瘫痪可使食物滞留于病侧齿颊之间。

5）可出现同侧舌前 2/3 味觉丧失和/或听觉过敏。

6）Ramsay-Hunt 综合征：膝状神经节病变除有周围性面瘫、舌前 2/3 味觉障碍和或听觉过敏外，还可有患侧乳突部疼痛、耳郭和外耳道感觉减退、外耳道或鼓膜疱疹。

2. 辅助检查

（1）头颅 CT、MRI 等检查正常。

（2）脑脊液检查：脑脊液常规、生化检查正常。

3. 诊断　根据急性起病的周围性面瘫即可诊断。

4. 鉴别诊断

（1）吉兰-巴雷综合征：周围性面瘫多为双侧性，对称性肢体迟缓性瘫痪和感觉障碍，脑脊液蛋白-细胞分离现象是特征性表现。

（2）耳源性面神经麻痹：可有中耳炎、迷路炎、乳突炎、腮腺炎、肿瘤等原发病的特殊症状及病史。

（3）后颅窝肿瘤或脑膜炎：面瘫起病缓慢，常伴有其他脑神经受损症状及原发病表现。

（4）神经莱姆病：表现为单侧或双侧的面神经麻痹，常伴发热、皮肤游走性红斑，常可累及其他脑神经。

5. 治疗原则　改善局部血液循环，减轻神经水肿，缓解神经受压，促进面神经功能的恢复。

（1）药物治疗：皮质类固醇、神经营养药如 B 族维生素、阿昔洛韦等。

（2）理疗：可给予局部红外线照射、超短波或热敷等治疗，急性期不宜针灸。

（3）康复治疗：恢复期可行针刺、电针治疗等。

（4）预防眼部并发症。

【复习思考题】

1. 面神经炎有哪些临床表现（提示：损伤不同范围，临床表现不同）？

2. 尚有哪些疾病可以继发面神经麻痹？如何鉴别？它与中枢性面瘫又如何鉴别？（重点提示：与急性多发性神经根神经炎、中耳炎、脑干、小脑桥脑角病变及大脑半球病变引起之面神经瘫相鉴别）

3. 面神经炎急性期和恢复期之治疗有何不同？

见习四（3） 吉兰-巴雷综合征

【见习要求】 掌握吉兰-巴雷综合征的临床表现、诊断与鉴别诊断及治疗原则。

【见习时数】 1 学时。

【见习准备】 选择吉兰-巴雷综合征之典型病例 1人/小组。

【见习过程】

1. 讲授病史采集、体格检查要点，学生分组进病房采集病史，并做体格检查。

2. 学生回示教室汇报病历摘要、阳性体征，提出必要的辅助检查并说明其目的。

3. 学生归纳总结病例特点，作出完整的诊断，并说明诊断依据。

4. 结合患者的具体实际，教师以提问的方式小结。

【病史采集要点】

1. 现病史

（1）发病情况：缓慢或急性、亚急性起病？

（2）诱发因素：注意发病前有无急性感染病史如上呼吸道感染或胃肠道感染，以及疫苗接种史。

（3）注意迅速出现肢体运动及感觉障碍之特征，合并颅神经损害之症状，有无呼吸困难。

（4）伴随症状：有无自主神经功能紊乱的症状等。

（5）病程及病情的演变：有无进行性加重。

（6）诊疗情况：在何处就诊过？做过何种检查？用何药物及疗效如何？

（7）一般情况：精神、体力、饮食、大小便如何？

2. 其他相关病史　有无药物过敏史。

【体查要点】

1. 注意四肢远端对称性弛缓性瘫痪。

2. 末稍型手袜套样感觉障碍。

3. 颅神经损害之体征。

4. 有无锥体束征。

5. 有无肌肉萎缩。

6. 有无自主神经功能障碍：如相对心动过速、心律失常、高血压或位置性低血压、手足少汗或多汗、肺功能受损、肢端皮肤干燥、手足肿胀及营养障碍等。

【辅助检查报告单展示】

1. 脑脊液（CSF）检查　脑脊液中蛋白含量上升，细胞数大致正常，呈蛋白-细胞分离现象。亦有少数患者 CSF 细胞数可达（20～30）× 10^6/L。脑脊液压力多数正常，糖和氯化物含量正常。

2. 心电图　严重患者的心电图常半数以上有异常，以窦性心动过速和 T 波改变为主，T 波变为平坦或倒置。QRS 电压增高，R—R 间期缩短，或出现房颤，房室束支传导阻滞等现象。

3. 神经传导与肌电图检查

（1）F 波或 H 反射延迟或消失。

（2）NCV 减慢、远端潜伏期延长、波幅正常或轻度异常。

（3）在部分以神经轴索损害为主的病例，病后 2～3 周可见纤颤电位。

【知识精要】

1. 吉兰-巴雷综合征的分型

（1）急性炎症性脱髓鞘性多发性神经根神经病（AIDP）。

（2）急性运动轴索性神经病（AMAN）。

（3）急性运动感觉轴索性神经病（AMSAN）。

（4）Miller Fisher 综合征（MFS）。

2. 临床特点　　AIDP，经典型 GBS，最常见类型。

（1）症状

1）大多数患者在起病前数日至 1～3 周有上呼吸道、胃肠道感染症状或疫苗接种史。劳累、受凉、淋雨等可为诱发因素。

2）急性起病，症状逐渐加重，2 周内达到高峰，严重者 1～2 日内迅速加重，出现呼吸困难而危及生命。

3）常为四肢对称性无力，呈弛缓性瘫痪。通常由双下肢无力开始，近端较远端明显，以后发展到上肢。亦有仅以单纯感觉异常起病或伴有肌无力者。

4）主观感觉障碍较明显（如痛、麻、酸、胀）。

5）重症患者可因呼吸肌麻痹而出现周围性呼吸麻痹。

（2）体征

1）双侧对称的弛缓性瘫痪，一般下肢瘫痪重于上肢，腱反射减弱或消失，无锥体束征。

2）常有腓肠肌及其他肌肉压痛。

3）多为末梢型感觉障碍或无感觉障碍。

4）半数以上患者出现脑神经麻痹，往往为双侧，以周围性面神经麻痹常见。

5）球麻痹：吞咽困难、声音嘶哑、进食饮水呛咳等。

6）自主神经功能障碍：相对心动过速、心律失常、高血压或位置性低血压、手足少汗或多汗、肺功能受损、肢端皮肤干燥、手足肿胀及营养障碍等。

（3）辅助检查

1）脑脊液检查：①蛋白-细胞分离现象：起病数天内脑脊液中蛋白含量正常，2～4 周内蛋白不同程度升高，但较少超过 1g/L，但细胞数大致正常，为本病的特征之一，第三周最明显。脑脊液压力多数正常，糖和氯化物含量正常。②脑脊液出现寡克隆区带。③脑脊液抗神经节抗体阳性。

2）血清学检查：肌酸激酶、肝功能、血抗神经节苷脂抗体、抗空肠弯曲菌抗体、抗巨细胞病毒抗体等。

3）神经电生理检查：提示神经源性病变。

4）粪便分离与培养空肠弯曲菌。

5）腓肠肌活检。

（4）诊断标准

1）病前前驱感染史，急性起病，进行性加重，2 周左右高峰。

2）对称性肢体和脑神经支配肌肉无力，重症患者可有呼吸肌无力，四肢腱反射减弱或消失。

3）轻度感觉异常和自主神经功能障碍。

4）CSF 蛋白-细胞分离。

5）电生理检查提示远端运动神经传导潜伏期延长、传导速度减慢、F 波异常、传导阻滞、异常波形离散等。

6）病程有自限性。

（5）鉴别诊断

1）急性横贯性脊髓炎：有发热，急起出现截瘫，受损平面以下运动及传导束性感觉障碍，早期尿便障碍，脑神经不受累。

2）低钾性周期性瘫痪：其四肢瘫痪特点为近端重、远端轻，下肢重、上肢轻。无感觉障碍，低钾型多见，血清钾低，心电图呈低钾改变，补钾治疗能很快恢复。

3）重症肌无力：全身型重症肌无力可有慢性四肢无力，有时可产生急性肌无力危象。但病史可提供参考，症状晨轻暮重，疲劳试验、新斯的明试验阳性。

4）急性脊髓灰质炎：以单肢麻痹为主，急性期有脑膜刺激征，发热，脑脊液早期出现白细胞增多，运动神经传导速度正常或轻度减慢。

AMAN：以广泛的运动脑神经纤维和脊神经前根及运动纤维轴索病变为主。脑脊液改变同 AIDP，部分患者血清中可检测到抗神经节苷脂 GM1、GD1a，空肠弯曲菌抗体阳性，电生理检查运动神经受累为主（运动神经轴索损害）。

AMSAN：以广泛神经根和周围神经的运动与感觉纤维的轴索变性为主。脑脊液改变同 AIDP，部分患者血清中可检测到抗神经节苷脂抗体，突出特点为电生理检查提示感觉和运动神经轴索损害明显。

MFS：以眼肌麻痹、共济失调和腱反射消失为主要特点。脑脊液改变同 AIDP，部分患者血清空肠弯曲菌抗体阳性，大部分血清 GQ1b 抗体阳性，电生理检查感觉神经传导测定动作电位波幅下降，传导速度减慢，运动神经传导及肌电图一般无异常。

3. 治疗原则

（1）一般治疗

1）防治感染。

2）呼吸道管理：呼吸肌麻痹是 GBS 的主要危险，呼吸肌麻痹的抢救是治疗重症 GBS 的关键。在疾病高峰期，有呼吸肌麻痹、呼吸困难征象，或有严重的肺部感染者，应尽早使用呼吸器。可先行气管内插管，若一天以上无好转，则宜尽早做气管切开，需加强护理与气道管理，预防并发症，保持呼吸道通畅。

3）营养支持。

4）对症治疗及并发症防治。

（2）免疫治疗

1）血浆交换（PE）：推荐有条件者尽早使用。严重感染、心律失常、心功能不全及凝血系统疾病禁用。

2）免疫球蛋白静脉注射（IVIG）：推荐有条件者尽早使用。

IVIG 和 PE 为 AIDP 的一线治疗方法，但联合治疗并不增加疗效，故推荐单一使用。

3）肾上腺皮质激素：仍有争议。但无条件应用免疫球蛋白或血浆交换的患者可试用。

（3）神经营养：B 族维生素等药物。

（4）康复治疗：病情稳定后，尽早开始理疗、按摩、针刺、电疗等，且注意保持瘫痪肢体的功能性体位。

【复习思考题】

1. AIDP 的临床经过及表现怎样?具有特征性诊断的根据是什么?

2. AIDP 急性期积极治疗措施?

3. AIDP 的主要危险是什么?应如何抢救?

见习四（4） 急性脊髓炎

【见习要求】 掌握急性脊髓炎的临床特征、诊断、鉴别诊断与治疗。

【见习时数】 1学时。

【见习准备】

1. 选择典型急性脊髓炎急性期之病例1人/小组。

2. 典型急性脊髓炎脊髓 MRI 片、脑脊液检查报告单各1份/小组。

【见习过程】

1. 讲授病史采集、体格检查要点，学生分组进病房采集病史，并做体格检查。

2. 学生回示教室汇报病历摘要、阳性体征，提出必要的辅助检查并说明其目的；教师展示典型脊髓炎 MRI 片、脑脊液检查报告。

3. 学生归纳总结病例特点，作出完整的诊断（包括对脊髓病变定性与定位诊断），并说明诊断依据。

4. 结合患者的具体实际，教师以提问的方式小结。

【病史采集要点】

1. 现病史

（1）发病情况：缓慢或急性起病？

（2）发病的原因或诱因：有无过劳、外伤及受凉？是否冬春季节？有无上呼吸道感染、发热、腹泻等？有无预防接种史？

（3）主要症状：发病时神经根刺激症状及运动感觉障碍、自主神经功能障碍等症状特点及持续时间（病程的长短）。

（4）伴随症状：有无发热、胸背疼痛、束带感？有无腹胀、吞咽困难、构音障碍及呼吸困难？

（5）病情演变：有无进行性加重的表现？

（6）诊疗情况：在何处就诊过？做过何种检查？用何药物及疗效如何？

（7）一般情况：精神、体力、饮食、大小便如何？体重有何变化？

2. 其他相关病史

（1）有无药物过敏史。

（2）既往有无预防接种史；有无糖尿病、脊柱结核、甲亢病史。

【体查要点】

1. 运动障碍　早期脊髓休克现象。病灶水平以下所有的肌肉运动呈弛缓性瘫痪，腱反射消失，病理反射阴性，腹壁反射和提睾反射消失。恢复期呈痉挛性瘫痪。

2. 感觉障碍　病灶水平以下所有的感觉消失（深浅感觉）。

3. 自主神经功能障碍　早期尿潴留，受损平面以下无汗或少汗，皮肤脱屑、水肿、指甲松脆和角化过度等。

【辅助检查报告单展示】

1. 脑脊液检查。

2. 影像学检查。

3. 电生理检查。

【知识精要】

1. 急性脊髓炎的临床特点

（1）症状

1）可发生于任何季节，但以冬末春初、秋末冬初发病多见。任何年龄均可发病，以青壮年较为常见，男女同样受累，散在发病。

2）多数在脊髓症状前 1～2 周有上呼吸道感染、发热、腹泻等病毒感染症状，或疫苗接种史。

3）通常急性起病，首发症状多为双下肢麻木无力、病变部位束带感或根痛，进而在数小时至数天内发展为病变平面以下运动、感觉及自主神经功能障碍。

4）部分患者症状由下肢迅速波及上肢或延髓肌群，出现吞咽困难、构音障碍及呼吸困难，甚至危及生命。

（2）体征

1）以胸段脊髓受损常见，尤其是 T3～5 节段，也可以是在颈段，表现为四肢瘫痪。早期呈脊髓休克：病灶水平以下所有的肌肉运动呈弛缓性瘫痪，腱反射消失，病理反射阴性，腹壁反射和提睾反射消失。恢复期肌张力增高，腱反射亢进，病理反射阳性。

2）病灶水平以下所有的感觉消失（深浅感觉），感觉消失水平上缘可有感觉过敏区。

3）大小便潴留或失禁（初为尿粪潴留，后为失禁），无汗或少汗，水肿等。

2. 辅助检查

（1）脑脊液检查：压颈试验通畅，少数脊髓水肿严重者呈不完全梗阻。CSF 压力正常，细胞数、蛋白含量正常或轻度增高，以淋巴细胞为主，糖、氯化物正常。

（2）影像学检查：脊柱 X 线片正常。典型 MRI 片改变显示病变部位脊髓增粗，病变节段髓内多发片状或斑点状病灶，呈 T1 低信号、T2 高信号。亦有病例可始终无异常。

（3）电生理检查

1）视觉诱发电位（VEP）正常。可与多发性硬化及视神经脊髓炎鉴别。

2）下肢体感诱发电位（SEP）波幅明显减低；运动诱发电位（MEP）异常。可作为判断疗效及预后的指标。

3）肌电图呈失神经改变。

3. 诊断

（1）急性起病，病前有感染或预防接种史，迅速进展的脊髓完全横贯性损害。

（2）病变水平以下运动、感觉及自主神经功能障碍。

（3）脑脊液检查。

（4）脊髓 MRI 检查。

4. 鉴别诊断

（1）急性硬脊膜外脓肿：起病较急，常有其他部位化脓性感染，伴高热和全身中毒症状，伴有根痛、脊柱明显压痛与叩击痛。脑脊液蛋白质含量增高，脊髓腔梗阻。CT、MRI 有助于诊断。

（2）吉兰-巴雷综合征：周围神经病变，以运动障碍为主。发病时先从双下肢无力开始，迅速向上发展，出现四肢瘫痪。可有感觉障碍，严重的患者出现呼吸肌麻痹，导致死亡。发病后 2～3 周脑脊液出现蛋白-细胞分离现象，为诊断标准之一。

（3）急性脊髓压迫症：脊柱结核常有全身中毒症状，X 线片可见椎体破坏、椎间隙变窄及椎旁冷脓肿。转移性肿瘤 X 线片可见椎体破坏，老年人多见，多有原发病灶。

（4）脊髓血管病：脊髓出血表现为急起剧烈背痛、截瘫及括约肌障碍。CSF 血性，CT 可见出血高密度影。缺血表现为病变水平部位根痛、截瘫、尿便障碍，但深感觉保留。

（5）视神经脊髓炎：为脱髓鞘疾病，除外横贯性脊髓炎症状，还有视力下降或 VEP 异常。

（6）亚急性坏死性脊髓炎：多见于 50 岁以上男性，缓慢进行性加重的双下肢无力、腱反射亢进、锥体束征阳性，常伴肌肉萎缩，病变平面以下感觉减退。脊髓血管造影可明确诊断。

（7）人类 T 淋巴细胞病毒 1 型相关脊髓病：免疫异常相关的脊髓病变，以缓慢进行性截瘫为临床特征。

5. 治疗　急性脊髓炎应早期诊断、早期治疗、精心护理、早期康复训练。

（1）一般治疗

1）抗感染：由于经常合并感染，如泌尿系和肺部感染，并预防褥疮，可选用适当的抗生素。

2）维持呼吸：呼吸肌麻痹者应用气管切开，使用人工呼吸。

3）加强护理：如预防褥疮，每 2 小时翻身一次、膀胱功能障碍的护理，如导尿管每 2 小时放尿一次，促使膀胱三角肌功能恢复。

（2）药物治疗

1）皮质类固醇激素：大剂量甲泼尼龙短程疗法。或地塞米松；用以上两药以后可以改为口服泼尼松 60mg/d，每周逐步减量，4～6 周内停用。

2）大剂量免疫球蛋白：成人用量 0.4g/（kg·d），静脉滴注，连用 3～5 天为一疗程。

3）神经营养代谢药物：维生素 B_{12}、B_1、B_6 肌肉注射，ATP、胞磷胆碱、神经生长因子等，促进神经细胞代谢及修复。

4）抗生素。

5）血管扩张药物：烟酸、尼莫地平等，也可用丹参等改善循环。

（3）康复治疗：瘫痪肢体早期作被动活动、按摩以及积极的上半身运动，以改善血液循环，促使瘫痪肢体的恢复。可辅以理疗、按摩、针灸等。

【复习思考题】

1. 急性脊髓炎之临床诊断依据（病史、症状、体征和检验）各有什么特点？

2. 急性脊髓炎需要和哪些疾病相鉴别？

3. 急性脊髓炎及其并发症之防治。

见习四（5） 脊髓压迫症

【见习要求】

1. 掌握脊髓损害（半侧损害、横贯损害）之临床表现。

2. 掌握脊髓病变之定位诊断方法（从病史经过、神经根损害、感觉平面、肢体瘫痪类型、腰穿 X 线相片及脊髓碘油造影等方面做出定位诊断）。

【见习时数】 1 学时。

【见习准备】

1. 选择最常见的椎管内脊髓外疾病尤其是硬膜内脊髓外病例 1 人/小组。

2. 典型脊髓 MRI 片、脑脊液检查报告单各 1 份/小组。

【见习过程】

1. 讲授病史采集、体格检查要点，学生分组进病房

采集病史，并做体格检查。

2. 学生回示教室汇报病历摘要、阳性体征、提出必要的辅助检查并说明其目的；教师展示典型脊髓 MRI 片、脑脊液检查报告。

3. 学生归纳总结病例特点，作出完整的诊断（包括对脊髓病变定性与定位诊断），并说明诊断依据。

4. 结合患者的具体实际，教师以提问的方式小结。

【病史采集要点】

1. 现病史

（1）发病情况：缓慢或急性起病？

（2）发病的原因或诱因：有无脊柱外伤、手术或肿瘤病史？

（3）主要症状：神经根刺激症状，感觉障碍、运动障碍及自主神经功能障碍等症状特点及脊膜刺激症状。

（4）伴随症状：有无发热、脊柱疼痛、活动受限及束带感？

（5）病情演变：有无进行性发展？

（6）诊疗情况：在何处就诊过？做过何种检查？用何药物及疗效如何？

（7）一般情况：精神、体力、饮食、大小便如何？

2. 其他相关病史

（1）有无药物过敏史。

（2）既往有无肿瘤病史；有无结核、外伤、手术、脊柱病变病史。

【体查要点】

1. 脊柱有无压痛及压痛部位。

2. 感觉障碍的平面及类型。

3. 运动障碍：有无脊髓休克现象。肢体瘫痪类型（弛缓性瘫痪或痉挛性瘫痪），单侧还是双侧肢体瘫痪。有无肌萎缩、肌束震颤。

4. 深浅反射及病理反射有无异常。

5. 自主神经功能障碍：有无尿潴留，受损平面以下是否无汗或少汗，皮肤有无干燥脱屑及水肿，有无指甲松脆和角化过度等。

【辅助检查报告单展示】

1. 脑脊液检查。

2. 影像学检查。

【知识精要】

1. 脊髓压迫症的临床特点

（1）症状

1）急性脊髓压迫症急性起病，进展迅速，呈脊髓休克症状，病变以下呈弛缓性瘫痪，各种反射消失。

2）慢性脊髓压迫症起病缓慢，早期症状可不明显。

3）通常首发症状多为病变部位根痛、束带感，咳嗽或打喷嚏时会加重疼痛。

4）逐渐发展为病变平面以下运动、感觉及自主神经功能障碍。

5）髓内病变早期出现分布区分离性感觉障碍，自病变节段向下发展；髓外病变感觉障碍自下肢向上发展至受压节段。

6）脊柱畸形、疼痛及活动受限。

（2）不同脊髓节段的特征性症状

1）高颈段（C_{1-4}）受压可有后枕、颈部疼痛，四肢上运动神经元瘫痪、呃逆、呕吐和呼吸困难以及颅内压增高和眼底水肿，高热等。

2）颈膨大（C_{5-8}，T_1）双上肢下运动神经原瘫痪，手臂部疼痛、手肌无力萎缩，肩胛部疼痛。

3）胸段病变（T_{2-12}）为典型的运动、感觉和膀胱直肠功能障碍。腰段脊髓受压，则按节段出现屈髋和股内收困难（$L_{1\sim2}$），小腿外侧和大腿外侧疼痛，膝踝反射消失者当为下腰段（$L_{3\sim5}$，$S_{1\sim2}$）病变。

4）圆锥马尾受压出现鞍区疼痛、感觉障碍、性功能不能和两便障碍而下肢运动功能受累较少。

2. 体征

（1）运动障碍

1）脊髓前角或前根受压时可出现节段性弛缓性瘫痪，受损前角或前根支配范围内的肢体或躯干肌肉萎缩、无力、肌肉纤颤。

2）当皮质脊髓束受损时，引起受压平面以下肢体的痉挛性瘫痪，瘫肢肌张力增高、腱反射亢进、病理反射阳性。

3）慢性病变，先从一侧肢体开始，后再波及另一侧肢体。

4）急性病变，常同时波及双侧，且在早期有脊髓休克阶段（病变以下肢体呈弛缓性瘫痪），一般约 2 周后才逐渐过渡到痉挛性瘫痪。

（2）感觉障碍

1）损害平面以下的躯体的束性感觉障碍。

2）损害平面以下同侧躯体的深感觉障碍和对侧的浅感觉障碍。

3）损害平面以下的深浅感觉均有障碍（脊髓横贯性损害）。

感觉障碍的平面对病灶定位常有较大参考价值。

（3）反射异常

1）一侧锥体束受损时，病灶水平以下同侧的腱反射亢进，腹壁反射和提睾反射迟钝或消失，病理征阳性。

2）当双侧锥体束受到波及时，病灶水平以下双侧均出现反射亢进和病理征阳性。

3）颈膨大病变时肱二头肌腱反射消失，肱三头肌腱反射亢进等特点，而双下肢上运动神经元瘫痪，腱反射亢进。

（4）自主神经功能障碍

1）病变水平以下皮肤干燥、汗液少或无汗，趾（指）甲粗糙，肢体血管神经性水肿。

2）腰骶髓以上的慢性压迫病变，早期排尿急迫不易控制。

3）如为急性脊髓受损的休克期，则自动排尿和排便功能丧失，以后过渡至大小便失禁。

4）腰骶髓病变则表现为尿、便潴留。

5）髓内病变出现膀胱障碍较髓外病变早。

6）下颈髓病变可产生霍纳（Horner）征。

3. 辅助检查

（1）脑脊液检查：脑脊液常规、生化检查及脑脊液动力学变化对确定脊髓压迫症和程度很有价值。CSF 压力降低。部分梗阻或未梗阻者压力正常或增高。压颈试验常提示椎管部分或完全梗阻。椎管严重梗阻时 CSF 蛋白-细胞分离，脑脊液外观可呈淡黄或黄色，蛋白升高，蛋白 $>10g/L$ 时 CSF 流出后自动凝结（Froin 征）。梗阻越完全、时间越长、梗阻平面越低，蛋白含量越高。应注意，在梗阻平面以下腰穿放脑脊液和压颈试验时可使占位病灶移位而导致症状加重。如怀疑硬膜外脓肿时禁忌在脊柱压痛处腰穿。

（2）影像学检查

1）脊柱 X 线片可发现脊柱骨折、脱位、错位、结核、骨质破坏及椎管狭窄。

2）CT 及 MRI 片显示病变部位脊髓受压，MRI 能显示椎管内病变及性质、部位和边界。

3）椎管造影：可显示脊髓梗阻界面。完全梗阻时需行上行及下行造影。

4. 诊断　首先明确是压迫或非压迫性，再确定部位及平面，髓内、髓外硬膜内或硬膜外，最后确定病变性质及病因。

（1）病变纵向定位：根据脊髓各节段特征确定。根痛、感觉减退区、腱反射改变、肌萎缩、棘突压痛及叩击痛，特别是感觉平面最具定位意义。

（2）病变横向定位：髓内、髓外硬膜内或硬膜外。

（3）病变定性。

5. 鉴别诊断

（1）急性脊髓炎：急性起病，肢体麻木，无力，大小便失禁，腰穿椎管通畅可鉴别。

（2）脊髓空洞症：平面以下分离性感觉障碍，根痛少见，腰穿椎管通畅，CSF 正常，MRI 显示脊髓内空洞。

（3）亚急性联合变性：缓慢起病，出现脊髓后索、侧索及周围神经损害体征。血清中维生素 B_{12} 缺乏，有恶性贫血。

6. 治疗　脊髓压迫症的治疗原则是尽早去除病因，可行手术治疗者应尽早进行。

（1）病因治疗：针对不同的病因，采取不同的治疗措施。如结核所致，除手术外，还要抗结核治疗；恶性肿瘤所致，手术外还需要化疗和放疗等。

（2）对症治疗：保持皮肤干燥，避免发生褥疮，保持大小便通畅，防止尿路感染，对瘫痪肢体进行按摩、锻炼；如为高位瘫痪、注意呼吸肌功能和预防肺部感、针灸等。

【复习思考题】

1. 慢性脊髓压迫症之特点是什么？

2. 脊髓受压节段及病灶位置定位的主要依据是什

么?（包括髓内和髓外压迫之鉴别）

3. 应从哪些方面确定病因和病变性质?

笔
记
栏

（刘　锋）

见习五（1）　短暂性脑缺血发作

【见习要求】

1. 了解正常脑部血管特点和血供范围。

2. 掌握短暂性脑缺血发作的临床表现、诊断、鉴别诊断和治疗原则。

【见习时数】　0.5 学时。

【见习准备】　选择典型的短暂性脑缺血发作病例1 例/小组。

【见习过程】

1. 教师讲授病史采集、体格检查要点，学生分组进病房采集病史，并做体格检查。

2. 学生回示教室汇报病历摘要、阳性体征，提出必要的辅助检查并说明其目的。

3. 学生归纳临床特点，作出完整的诊断（包括定位与定性诊断），并说明诊断依据。

4. 结合患者的具体实际，教师以提问的方式小结。

【病史采集要点】

1. 现病史

（1）发病情况：缓慢或急骤起病？是否发作性？

（2）发病的原因或诱因。

（3）主要症状：有无暂时性偏瘫、失语、暂时性半身麻木和同侧单眼失明，或精神症状和意识障碍等（颈内动脉系统的缺血发作）；有无头昏或眩晕、眼部症状（暂时性弱视、失明、偏盲、象限盲等），有无耳鸣或耳聋、构音吞咽障碍，交叉性或双侧肢体瘫痪和感觉障碍或共济失调等症状，有无倾倒发作（椎-基底动脉系统的缺血发作）。

（4）病情演变：症状何时开始消失？持续多长时间？

（5）诊疗情况：在何处就诊过？做过何种检查？用何药物及疗效如何？

（6）一般情况：精神、睡眠、饮食、大小便如何？

2. 其他相关病史

（1）有无药物过敏史。

（2）既往有无高血压、糖尿病、心脏病和高脂血症等病史。

（3）有无家族史。

【体查要点】

1. 患者常意识清楚。

2. 单肢瘫或一侧肢体轻瘫，交叉性瘫痪。

3. 单肢或一侧肢体感觉减退。

4. 失语。

5. 常见临床类型及特点

（1）颈内动脉系统 TIA：①对侧偏身麻木或感觉减退；②对侧同向性偏盲；③主侧半球受累出现失语症；④眼动脉交叉瘫（病变侧单眼一过性黑矇、对侧肢体偏瘫及感觉障碍）；⑤霍纳征交叉瘫。

（2）椎-基底动脉系统 TIA：①眩晕、平衡障碍，少数伴耳鸣；②跌倒发作；③短暂性全面性遗忘症（TGA）；④双眼视力障碍；⑤吞咽困难、饮水呛咳及构音障碍；⑥小脑性共济失调；⑦一侧或双侧面、口周麻木及交叉性感觉障碍；⑧眼外肌麻痹及复视；⑨交叉性瘫痪。

【辅助检查报告单展示】

1. 血生化检查。

2. ECG、CT 或 MRI 检查。

3. 数字减影血管造影（DSA）检查。

4. 彩色经颅多普勒（TCD）脑血流检查。

【知识精要】

1. 短暂性脑缺血发作的临床特点

（1）症状

1）多发于老年人（50～70 岁），男性较多。

2）发病突然，迅速出现一侧肢体麻木、无力，数分钟达到高峰，持续数分钟或十余分钟缓解，临床症状一般不超过 1 小时，最长不超过 24 小时，不遗留后遗症，且无责任病灶的证据。

3）反复发作，每次发作症状相似。

4）常合并高血压、糖尿病、心脏病和高脂血症等。

（2）**体征**

1）患者常意识清楚。

2）单肢瘫或一侧肢体轻瘫，交叉性瘫痪。

3）单肢或一侧肢体感觉减退。

4）失语。

（3）**常见临床类型及特点**

1）颈内动脉系统 TIA：①对侧偏身麻木或感觉减退；②对侧同向性偏盲；③主侧半球受累出现失语症；

④眼动脉交叉瘫（病变侧单眼一过性黑矇、对侧肢体偏瘫及感觉障碍）；⑤霍纳征交叉瘫；⑥通常持续时间短，发作频率少，发病较多的患者易进展为脑梗死。

2）椎-基底动脉系统 TIA：①眩晕、平衡障碍，少数伴耳鸣；②跌倒发作：患者转头或仰头时下肢突然失去张力而跌倒，无意识丧失，可很快自行站起；③短暂性全面性遗忘症（TGA）：发作性短时间记忆丧失，持续数分至数十分钟，患者对此有自知力，伴时间、地点定向障碍，谈话、书写和计算能力正常；④双眼视力障碍；⑤急性发生的吞咽困难、饮水呛咳及构音障碍；⑥小脑性共济失调；⑦一侧或双侧面、口周麻木及交叉性感觉障碍；⑧眼外肌麻痹及复视；⑨交叉性瘫痪；⑩持续时间长，发作频率高。

2. 辅助检查

（1）血常规及血生化检查：血糖、血脂、纤维蛋白原可能升高。

（2）EEG、CT 或 MRI 检查：大多检查正常。

（3）数字减影血管造影（DSA）检查：报告可见颈内动脉粥样硬化斑块、狭窄等。

（4）彩色经颅多普勒（TCD）脑血流检查：可显示血管狭窄、动脉粥样硬化斑，发作频繁的 TIA 患者可行微栓子监测。

3. 诊断依据

（1）病史。

（2）典型神经功能缺损症状体征，临床症状一般不超过 1 小时，最长不超过 24 小时，不遗留后遗症，且无责任病灶的证据。

（3）反复发作，症状类似。

（4）头颅 CT、MRI 等检查正常。

4. 鉴别诊断

（1）可逆性缺血性神经功能缺损（RIND）：脑缺血导致神经功能缺损症状体征超过 24 小时，可在数日至 3 周内完全或近于完全消失。

（2）部分性癫痫：常表现持续数秒至数分钟的肢体抽搐，从躯体的一处开始，并向周围扩展，多有脑电图异常。

（3）内耳性眩晕：发作性眩晕、恶心、呕吐，伴有耳鸣、耳阻塞感、听力下降等症状，每次发作时间往往超过 24 小时，无神经系统定位体征。

（4）晕厥和阿-斯综合征：突发头昏、晕倒及意识丧失，但通常缺乏局灶性神经症状体征，心电图可有异常，常由严重心律失常。

5. 治疗原则

（1）病因治疗

1）病因明确者应针对病因治疗，控制卒中危险因素，如动脉粥样硬化、高血压、心脏病、糖尿病、高脂血症和颈椎病等，消除微栓子来源和血流动力学障碍。

2）戒除烟酒，坚持体育锻炼等。

（2）药物治疗

1）非心源性栓塞性 TIA 推荐抗血小板治疗。抗血小板聚集药：①阿司匹林：50～325mg/d 晚餐后服用；②氯吡格雷：75mg/d 口服；③小剂量阿司匹林和双嘧达莫（分别为 25mg 和 200mg，2 次/天）；④发病 24 小时内，卒中风险较高者，尽早给予阿司匹林（100mg/d）联合氢氯吡格雷（75mg/d）治疗 21 天。（中国缺血性脑卒中及短暂性脑缺血发作二级预防指南 2014 版）。

2）心源性栓塞性 TIA 可使用抗凝治疗，抗凝药物：①华法林，目标剂量为维持 INR 在 2～3；②新型抗凝药有利伐沙班、达比加群、阿哌沙班及依度沙班。（中国缺血性脑卒中及短暂性脑缺血发作二级预防指南 2014 版）。

3）扩容治疗：纠正低灌注，适用于血流动力型 TIA。

4）溶栓治疗：若进展为脑梗死，可溶栓治疗。

5）中医中药治疗：可给予丹参、川芎等活血药口服。

（3）外科治疗：对于过去 6 个月内发生过 TIA 患者，若同侧无创性成像显示颅内动脉狭窄＞70%或导管血管造影显示狭窄＞50%，颈内动脉膜切除术或颈动脉血管成形和支架植入术。

【复习思考题】 颈内动脉系统及椎-基底动脉系统 TIA 的常见症状、特征性症状及可能出现的症状是什么？

笔记栏

见习五（2） 脑血栓形成

【见习要求】 掌握脑血栓形成的临床表现、诊断、鉴别诊断和治疗原则。

【见习时数】 1 学时。

【见习准备】

1. 选择典型的脑血栓形成病例 1 例/小组。

2. 典型 CT 或 MRI 片一张。

【见习过程】

1. 教师讲授病史采集、体格检查要点，学生分组进病房采集病史，并做体格检查。

2. 学生回示教室汇报病历摘要、阳性体征，提出必要的辅助检查并说明其目的。

3. 学生归纳临床特点，作出完整的诊断（包括定位与定性诊断），并说明诊断依据。

4. 结合患者的具体实际，教师以提问的方式小结。

【病史采集要点】

1. 现病史

（1）发病情况：缓慢或急骤起病？安静状态下还是活动时发病？

（2）发病的原因或诱因：有无 TIA、高血压、动脉硬化病史。年轻患者有无感染或炎症性疾病史。

（3）主要症状：有无言语障碍，或一侧肢体麻木、无力等；有无头昏或眩晕、眼部症状（弱视、失明、偏盲、象限盲等）；有无耳鸣或耳聋、构音吞咽障碍；有无交叉性或双侧肢体瘫痪和感觉障碍或共济失调等症状。

（4）伴随症状：有无头痛、恶心、呕吐、肢体抽搐或意识障碍等。

（5）病情演变：症状有无减轻或进行性加重？持续多长时间？

（6）诊疗情况：在何处就诊过？做过何种检查？用何药物及疗效如何？

（7）一般情况：精神、睡眠、饮食、大小便如何？

2. 其他相关病史

（1）有无药物过敏史。

（2）既往有无高血压、糖尿病、心脏病和高脂血症等病史，有无 TIA、卒中病史。

（3）有无家族史。

【体查要点】

1. 患者常意识清楚或有轻度意识障碍。

2. 脑局灶性体征多在发病后 10 余小时或 1～2 日达到高峰。

3. 单肢瘫、一侧肢体轻瘫或完全性瘫痪、交叉性瘫痪。

4. 早期肌张力、腱反射减低，中晚期肌张力、腱反射升高。

5. 病理反射阳性。

6. 肢体感觉障碍。

7. 言语障碍。

8. 常见脑梗死临床综合征

（1）颈内动脉闭塞综合征。

（2）椎-基底动脉闭塞综合征。

（3）大脑中动脉闭塞综合征。

（4）大脑前动脉闭塞综合征。

（5）大脑后动脉闭塞综合征。

（6）小脑后下动脉或椎动脉闭塞综合征（延髓背外侧综合征）。

【辅助检查报告单展示】

1. CT 检查。

2. MRI 检查。

3. DSA 检查。

4. 腰穿检查。

5. 经颅多普勒（TCD）。

6. 超声心动图检查。

【知识精要】

1. 脑血栓形成的临床特点

（1）症状

1）多见于患有动脉硬化的中老年人，或伴有高血压、冠心病、糖尿病等，动脉炎以中青年多见。

2）常在安静或睡眠中发病。

3）出现言语障碍，一侧肢体麻木、无力等。

4）部分患者有 TIA 的前驱症状。

5）多在发病后 10 余小时或 1~2 日达到高峰。

（2）体征

1）患者意识清楚或有轻度意识障碍。

2）单肢瘫、一侧肢体轻瘫或完全性瘫痪、交叉性瘫痪。

3）单肢或一侧肢体感觉减退。

4）优势半球病变出现言语障碍，可不完全失语或完全失语。

（3）常见脑梗死临床综合征

1）颈内动脉闭塞综合征：①单眼一过性黑矇或 Horner 征；②对侧偏瘫、偏身感觉障碍或同向性偏盲等（称为三偏征）；③优势半球受累伴失语症，非优势半球可有体象障碍；④颈动脉搏动减弱或血管杂音，亦可出现晕厥发作或痴呆。

2）椎-基底动脉闭塞综合征：引起脑干梗死，出现眩晕、呕吐、四肢瘫、共济失调、昏迷和高热等。中脑受累出现中等大固定瞳孔，脑桥病变出现针尖样瞳孔。

3）小脑后下动脉或椎动脉闭塞综合征（延髓背外侧综合征）：是脑干梗死最常见类型。①眩晕、呕吐、眼球震颤；②交叉性感觉障碍；③同侧 Horner 征；④饮水呛咳、吞咽困难和声音嘶哑；⑤同侧小脑性共济失调。

4）大脑中动脉闭塞综合征：主干闭塞导致病灶对侧中枢性而舌瘫与偏瘫（基本均等性）、偏身感觉障碍及偏盲（三偏），优势半球受累出现完全性失语症，非优势半球出现体象障碍。皮质支闭塞：①上部分支卒中：包括眶额，额部、中央前回及顶前部分支，导致病灶对侧面部、手及上肢轻偏瘫和感觉缺失，下肢不受累，伴 Broca 失语（优势半球）和体象障碍（非优势半球），无同向性偏盲；②下部分支卒中：包括颞极、颞枕部和颞叶前中后部分支，较少单独出现，导致对侧同向性偏盲，下部视野受损较重；对侧皮质感觉如图形觉和实体辨别觉明显受损，病觉缺失、穿衣失用和结构性失用等，无偏瘫；优势半球受累出现 Wernicke 失语，非优势半球出现急性意识模糊状态。深穿支闭塞导致对侧中枢性均等性偏瘫，可伴面舌瘫，对侧偏身感觉障碍，可伴对侧同向性偏盲；优势半球病变出现皮质下失语。

5）大脑前动脉闭塞综合征：导致对侧中枢性面舌瘫与下肢瘫，尿潴留或尿急（旁中央小叶受损），淡漠、反应迟钝、欣快和缄默等（额极与胼胝体受损），强握及吸吮反射（额叶受损）；优势半球病变可出现 Broca 失语和上肢失用。可伴感觉障碍（胼周和胼缘动脉闭塞）。

6）大脑后动脉闭塞综合征：引起对侧同向性偏盲，上部视野损伤较重，黄斑视力可不受累（黄斑视觉皮质代表区为大脑中、后动脉双重血液供应）；可见垂直性凝视麻痹、动眼神经瘫、核间性眼肌麻痹、眼球垂直性歪扭斜视；优势半球枕叶受累可出现命名性失语、失读，不伴失写；导致皮质盲、记忆受损（累及颞叶），不能识别熟悉面孔（面容失认症），幻视和行为综合征；丘脑穿通动脉产生红核丘脑综合征：病侧小脑性共济失调、意向性震颤、舞蹈样不自主运动，对侧感觉障碍；丘脑膝状体动脉出现丘脑综合征：对侧深感觉障碍、自发性疼痛、感觉过度，轻偏瘫、共济失调和舞蹈手足徐动症等。

（4）临床类型

1）脑梗死牛津郡社区卒中研究分型（OCSP 分型）：

完全前循环梗死、部分前循环梗死、后循环梗死、腔隙性梗死。

2）病因分型（TOAST 分型）：大动脉粥样硬化型、心源性栓塞型、小动脉闭塞型、其他原因型。

3）依据临床表现演进过程分为：完全性卒中、进展性卒中、可逆性缺血性神经功能缺失（RIND）。

4）依据神经影像学检查证据分为：大面积脑梗死、分水岭脑梗死、出血性脑梗死、多发性脑梗死。

2. 辅助检查

（1）CT 检查：发病 24 小时后常显示片状或楔形低密度梗死灶，大面积脑梗死伴脑水肿和占位效应，出血性梗死呈混杂密度。应注意梗死后 2～3 周时病灶与周围正常脑组织等密度，CT 难以分辨，可行增强扫描，90% 的梗死灶有增强现象，1～2 周最明显。应注意有时 CT 也不能完全显示脑干、小脑梗死灶。

（2）MRI 检查：可清晰显示早期缺血性梗死、脑干及小脑梗死、静脉窦血栓形成等。梗死后数小时即可出现 T1 低信号、T2 高信号病灶。功能性 MRI 弥散加权成像（DWI）可早期诊断缺血性卒中，发病 2 小时内即缺血病变，为早期治疗提供重要依据。

（3）DSA 检查：可发现血管狭窄及闭塞部位，显示动脉 Moyamoya 病、动脉瘤和动静脉畸形等。

（4）腰穿检查：只在不能做 CT 检查、临床难以区别脑梗死与脑出血时进行。通常脑压及 CSF 常规正常。

（5）经颅多普勒（TCD）：可发现颈动脉狭窄、动脉粥样硬化斑或血栓形成。

（6）超声心动图检查：可发现心脏附壁血栓、心房黏液瘤和二尖瓣脱垂。

3. 诊断依据

（1）中老年患者安静状态下突起发病。

（2）有高血压、动脉硬化病史。

（3）可归因于某颅内动脉闭塞综合征的脑局灶性损害症状体征。

（4）CT、MRI 检查发现梗死灶（确诊）。

4. 鉴别诊断

（1）脑出血：活动中起病，病情进展快，常有头痛、呕吐及不同程度的意识障碍，血压升高常提示脑出血，CT 检查可以确诊。

（2）脑栓塞：起病急骤，症状较重，局灶性体征在数秒至数分钟达高峰。常见大脑中动脉栓塞引起大面积脑梗死，导致脑水肿及颅内压增高，有心源性栓子来源如风心病、冠心病、心肌梗死、亚急性细菌性心内膜炎，以及合并心房纤颤等应考虑此病。

（3）颅内占位病变：颅内肿瘤、硬膜下血肿和脑脓肿可呈卒中样发病，病前常有头痛、呕吐，缓慢出现偏瘫等局灶性体征，颅内压增高征象不明显时易与脑梗死混淆，须提高警惕，CT 或 MRI 检查可以确诊。

5. 治疗原则

（1）对症治疗

1）保持呼吸道通畅、吸氧和防治肺炎；维持水、电解质平衡和心肾功能正常；预防尿路感染和褥疮等。

2）调整血压：①准备溶栓者，应控制血压：收缩压＜180mmHg，舒张压＜100mmHg。②病后 24 小时内，血压升高者应谨慎处理，先处理紧张、焦虑、恶心呕吐及颅内压增高等情况。如血压持续升高，收缩压≥220mmHg、舒张压≥110mmHg 或平均动脉压＞130mmHg 时可用降压药（可选用拉贝洛尔、尼卡地平），切忌过度降压使脑灌注压降低，导致脑缺血加剧。③卒中后病情稳定，血压持续≥140mmHg/90mmHg，可于起病数天后恢复发病前服用的降压药物或启动降压治疗。④低血压者积极寻找原因，必要时可于扩容升压。（中国急性缺血性脑卒中诊治指南2014版）。

3）脱水降颅压，减轻脑水肿：用20%甘露醇或呋塞米（速尿）、10%白蛋白等。

4）控制癫痫发作：不推荐预防性使用抗癫痫药物，孤立发作一次或急性期癫痫发作控制后，不建议常规使用抗癫痫药物，卒中后2～3个月再发的癫痫按癫痫常规治疗进行长期药物治疗。（中国急性缺血性脑卒中诊治指南2014版）。

5）控制血糖水平：血糖宜在7.7～10mmol/L，过高或过低均会加重缺血性脑损伤，如>10mmol/L宜给予胰岛素治疗，低血糖可予10%～20%的葡萄糖口服或静滴。（中国急性缺血性脑卒中诊治指南2014版）。

（2）超早期溶栓治疗

1）静脉溶栓药物：①尿激酶；②rt-PA。

适应证：①年龄18至80岁；②发病4.5小时内，在MRI指导下可延长至6小时；③临床诊断为急性缺血性脑卒中；④CT未显示低密度病灶，已排除颅内出血；⑤患者本人或家属同意。

禁忌证：①有活动性内出血或外伤骨折的证据，不能除外颅内出血，包括可疑蛛网膜下腔出血；②TIA单次发作或迅速好转的卒中以及症状轻微者；③发病时间不确定，或发病时静脉溶栓治疗开始时间大于4.5小时；④神经功能缺损考虑为癫痫发作所致；⑤既往有颅内出血、动静脉畸形或颅内动脉瘤病史；⑥最近3个月内有颅内手术、头颅外伤或症状性缺血性卒中病史，最近21

天有消化道、泌尿系等内脏器官出血病史，最近 14 天有外科手术史，最近 7 天有腰穿或不宜压迫止血部位的动脉穿刺史，妊娠；⑦有明显出血倾向：血小板计数＜100×10^9/L，APTT 高于正常上限，INR＞1.5；⑧血糖＜2.7mmol/L；⑨两次降压治疗后血压仍＞180/100mmHg；⑩CT 显示早期梗死密度＞1/3 大脑中动脉供血区（有致密征，豆状核模糊）。

并发症：①梗死灶继发出血，用药后应监测凝血时及凝血酶原时间；②导致再灌注损伤和脑水肿（致命）；③再闭塞（高达 10%～20%）。

2）动脉溶栓：发病 6 小时内有大脑中动脉闭塞导致的严重卒中且不合适静脉溶栓的患者，可在有条件的医院行动脉溶栓，由后循环大动脉闭塞导致严重卒中且不适合静脉溶栓的患者，经严格选择后可在有条件的医院行动脉溶栓，虽目前有发病 24 小时内使用的经验，但也应尽早进行。（中国急性缺血性脑卒中诊治指南 2014 版）。

3）机械取栓：对于静脉溶栓无效的大动脉闭塞患者，8 小时内科进行补救性动脉溶栓或机械取栓。（中国急性缺血性脑卒中诊治指南 2014 版）。

（3）抗血小板治疗：①不符合溶栓适应证且无禁忌证的缺血性脑卒中患者应在发病后尽快予阿司匹林 150～30mg/d，氢氯吡格雷 75mg/d（具体是单独使用某一种药还是两者药联用需根据患者年纪、梗死面积、病情程度、出血风险等来综合评估）②溶栓后患者，抗血小板聚集药物应在溶栓 24 小时后开始使用。（中国急性缺血性脑卒中诊治指南 2014 版）。

（4）降至稳定斑块治疗：对于脑梗死患者，无论有无动脉粥样硬化证据，均应予他汀类药物降血脂。

（5）抗凝治疗：一般不推荐急性期使用抗凝药物，但对于合并高凝状态有深静脉血栓和肺栓塞的高危患者，可使用预防性抗凝治疗。

（6）脑保护治疗

1）自由基清除剂：依达拉奉。

2）钙通道阻断剂：尼莫地平。

（7）降纤治疗：降解血中纤维蛋白原、增强纤溶系统活性以抑制血栓形成。巴曲酶、降纤酶、安克洛和蚓激酶等。

（8）中医药治疗。

（9）康复治疗：应早期进行。

（10）外科治疗：幕上大面积脑梗死有严重脑水肿、占位效应和脑疝形成征象者，可行开颅减压术。

（11）卒中单元。

（12）注意事项：脑梗死急性期不宜使用或慎用血管扩张剂，因缺血区血管呈麻痹及过度灌流状态，可导致脑内盗血和加重脑水肿。脑卒中急性期不宜使用脑细胞营养剂脑活素等，可使缺血缺氧脑细胞耗氧增加，加重脑细胞损伤，宜在脑卒中亚急性期（2～4周）使用。

【复习思考题】

1. 脑血栓形成的超早期治疗方法？

2. 脑血栓形成与脑出血如何鉴别？

3. 什么是缺血半暗带？什么是治疗时间窗？有何意义？

笔记栏

见习五（3） 脑 栓 塞

【见习要求】 掌握脑栓塞的临床表现、诊断、鉴别诊断和治疗原则。

【见习时数】 0.5学时。

【见习准备】

1. 选择典型的脑栓塞病例1例/小组。

2. 典型脑栓塞CT或MRI照片一份。

【见习过程】

1. 教师讲授病史采集、体格检查要点，学生分组进病房采集病史，并做体格检查。

2. 学生回示教室汇报病历摘要、阳性体征，提出必要的辅助检查并说明其目的。

3. 学生归纳临床特点，作出完整的诊断（包括定位与定性诊断），并说明诊断依据。

4. 结合患者的具体实际，教师以提问的方式小结。

【病史采集要点】

1. 现病史

（1）发病情况：缓慢或急骤起病？安静状态下还是活动时发病？

（2）发病的原因或诱因：有无心脏病史（最常见）如风湿心、冠心、亚急性细菌心内膜炎；有无动脉粥样硬化斑块形成、骨折、手术、血管内介入治疗等其他栓子的来源病史。

（3）发病年龄：多为青壮年。

（4）主要症状：有无言语障碍，或一侧肢体麻木、无力等；有无眩晕、复视、共济失调、饮水呛咳、吞咽困难及构音障碍等。

（5）伴随症状：有无头痛、恶心、呕吐、肢体抽搐或意识障碍，有无胸闷、心悸呼吸困难等。

（6）病情演变：症状有无减轻或进行性加重？持续多长时间？

（7）诊疗情况：在何处就诊过？做过何种检查？用何药物及疗效如何？

（8）一般情况：精神、体力、饮食、大小便如何？

2. 其他相关病史

（1）有无药物过敏史。

（2）既往有无高血压、糖尿病、心脏病和高脂血症等病史，有无 TIA、卒中病史。

（3）有无家族史。

【体查要点】

1. 患者常意识清楚或有轻度意识障碍。

2. 局灶性体征在数秒至数分钟达到高峰，出现失语、偏瘫或偏身感觉障碍。

3. 椎-基底动脉系统栓塞常出现复视、交叉瘫或四肢瘫、共济失调、甚至昏迷。

4. 大面积脑梗死，可发生严重脑水肿、颅内压增高，甚至脑疝和昏迷。

5. 多伴有风心病、冠心病或严重心率失常等。

6. 身体其他部位栓塞如肺栓塞、肾栓塞、肠系膜栓塞、皮肤栓塞等。

【辅助检查报告单展示】

1. CT、MRI 检查。

2. MRA 检查。

3. 腰穿检查。

4. 心电图检查。

5. 颈动脉超声检查。

6. 超声心动图检查。

【知识精要】

1. 脑栓塞的临床特点

（1）症状

1）脑栓塞可发生于任何年龄，以青壮年多见。

2）多在活动中急骤发病，无前驱症状。

3）临床症状在数秒至数分钟达到高峰，多表现完全性卒中。

4）意识清楚或轻度意识模糊。

5）颈内动脉或大脑中动脉主干栓塞导致大面积脑梗死，可发生严重脑水肿、颅内压增高，甚至脑疝和昏迷，常见痫性发作；椎-基底动脉系统栓塞常发生昏迷。

6）个别病例局灶性体征稳定或一度好转后又出现加重提示栓塞再发或继发出血。

（2）体征

1）患者意识清楚或有轻度意识障碍。

2）约 4/5 的脑栓塞发生于前循环，特别是大脑中动脉，出现偏瘫、偏身感觉障碍、失语等，偏瘫以面部和上肢较重。

3）椎基底动脉系统受累约占 1/5，表现眩晕、复视、交叉瘫或四肢瘫、共济失调、饮水呛咳、吞咽困难及构音障碍等。

4）一侧或两侧大脑后动脉栓塞导致同向性偏盲或皮质盲，基底动脉主干栓塞导致突然昏迷、四肢瘫或基底动脉尖综合征。

5）肺栓塞（气急、发绀、胸痛、咯血和胸膜摩擦音等），肾栓塞（腰痛、血尿等），肠系膜栓塞（腹痛，便血等），皮肤栓塞（出血点或瘀斑）等体征。

6）风心病、冠心病和严重心律失常等。

2. 辅助检查

（1）CT、MRI 检查：显示缺血性梗死或出血性梗死梗死改变。如合并出血性梗死高度支持脑栓塞，发病3～5 日内复查 CT 可早期发现继发梗死后出血。应注意有时 CT 也不能完全显示脑干、小脑梗死灶，可行 MRI 检查。

（2）MRA 检查：可发现颈动脉狭窄程度及闭塞部位。

（3）腰穿检查：腰穿脑压正常，脑压增高提示大面积脑梗死。出血性梗死 CSF 可呈血性或镜下红细胞，感染性脑栓塞如亚急性细菌性心内膜炎 CSF 细胞数增高（$200 \times 10^6 / L$ 或以上），早期中性粒细胞为主，晚期淋巴细胞为主，脂肪栓塞 CSF 可见脂肪球。

（4）心电图检查：显示心肌梗死、心律失常等证据。

（5）颈动脉超声检查：提示颈动脉管腔狭窄程度及动脉斑块。

（6）超声心动图检查：提示心脏附壁血栓等。

3. 诊断依据

（1）可发生于任何年龄，多见于青壮年。

（2）有心源性栓子来源。

（3）活动中骤然起病，数秒或数分钟达到高峰。

（4）偏瘫、失语等脑局灶性损害症状体征，多呈完全性卒中。

（5）可伴痫性发作。

（6）CT、MRI 检查发现梗死灶或出血性梗死。

4. 鉴别诊断

（1）脑出血：活动中起病，病情进展快，常有头痛、呕吐及不同程度的意识障碍，血压升高常提示脑出血，CT 检查发现脑内高密度出血灶可以确诊。

（2）脑血栓形成：中老年多见，常在安静状态下起病，逐渐加重，较脑栓塞缓慢，可有 TIA 等先兆表现。

（3）颅内占位病变：颅内肿瘤、硬膜下血肿和脑脓肿可呈卒中样发病，病前常有头痛、呕吐，缓慢出现偏瘫等局灶性体征，颅内压增高征象不明显时易与脑梗死混淆，须提高警惕，CT 或 MRI 检查可以确诊。

5. 治疗原则

（1）一般治疗与脑血栓形成相同，大面积梗死时应积极脱水、降颅压治疗，必要时行手术治疗。

（2）房颤患者可用抗心律失常药物治疗。

（3）心源性栓塞数小时内可使用血管扩张剂。

（4）脑保护性治疗：钙拮抗剂、依达拉奉等。

（5）抗凝治疗：肝素、低分子肝素或华法林（一般在发病 2 周后开始）。

（6）抗血小板聚集药：阿司匹林 100mg/d，可预防再栓塞（在脑栓塞急性期予抗血小板聚集，2 周应启动抗凝治疗）。

（7）气栓处理：患者应取头低、左侧卧位，如为减压病应尽快送医院行高压氧治疗，减少气栓，增加脑含氧量。

（8）脂肪栓处理：可用扩容剂、血管扩张剂静脉滴注。

（9）感染性栓塞处理：需选用足量有效的抗生素

治疗。

【复习思考题】

1. 脑栓塞的常见原因？

2. 脑栓塞的临床特点是什么？如何与脑血栓形成及脑出血鉴别？

笔记栏

见习五（4） 脑 出 血

【见习要求】 掌握脑出血的临床表现、诊断、鉴别诊断和治疗原则。

【见习时数】 1学时。

【见习准备】

1. 选择典型的脑出血病例1例/小组。

2. 典型脑出血CT或MRI照片一份。

【见习过程】

1. 教师讲授病史采集、体格检查要点，学生分组进病房采集病史，并做体格检查。

2. 学生回示教室汇报病历摘要、阳性体征，提出必要的辅助检查并说明其目的。

3. 学生归纳临床特点，作出完整的诊断（包括定位与定性诊断），并说明诊断依据。

4. 结合患者的具体实际，教师以提问的方式小结。

【病史采集要点】

1. 现病史

（1）发病情况：缓慢或急骤起病？安静状态下还是活动时发病？

（2）发病的原因或诱因：有无高血压病史（最常见），有无动脉粥样硬化、血液病、抗凝或溶栓等病史。

（3）主要症状：有无头痛、恶心、呕吐，有无言语障碍，或一侧肢体麻木、无力等；有无肢体抽搐或意识障碍等。

（4）伴随症状：有无大小便潴留或失禁、有无高热、呼吸节律改变等。

（5）病情演变：症状有无减轻或进行性加重？

（6）诊疗情况：在何处就诊过？做过何种检查？用何药物及疗效如何？

（7）一般情况：精神、睡眠、饮食、大小便如何？

2. 其他相关病史

（1）有无药物过敏史。

（2）既往有无高血压、动脉硬化、酗酒等病史，有无卒中病史。

（3）有无家族史。

【体查要点】

1. 体温、脉搏、呼吸、血压等生命体征。

2. 意识状态。

3. 局灶性体征：一侧肢体偏瘫或偏身感觉障碍，言语障碍，早期肌张力降低、腱反射减低，中晚期肌张力增高、腱反射亢进，病理征阳性。

4. 双眼凝视障碍。

5. 脑水肿、颅内压增高，甚至脑疝、昏迷。

6. 瞳孔改变：脑疝患者瞳孔不等大或双侧散大，光反应迟钝或消失；桥脑出血瞳孔呈针尖样。

7. 脑膜刺激征。

【辅助检查报告单展示】

1. CT 片。

2. MRI 片。

3. 数字减影脑血管造影（DSA）。

4. 脑脊液检查。

【知识精要】

1. 脑出血的临床特点

（1）症状

1）发生于 50～70 岁，男性略多，冬春季易发。

2）常在活动和情绪激动时发病，出血前多无预兆。

3）50%的患者出现剧烈头痛，伴有呕吐。

4）部分患者出现大小便障碍。

5）临床症状常在数分钟至数小时达到高峰，出现一侧肢体麻木、无力或瘫痪。

6）约 10%的病例出现痫性发作，常为局灶性。

7）重症者迅速出现意识障碍。

（2）体征

1）患者脑出血后常血压明显升高，严重者出现体温、脉搏、呼吸节律等改变。

2）双眼向病灶侧注视。

3）一侧肢体轻瘫或完全性瘫痪，感觉减退或消失。

4）主侧半球出血表现语言障碍或完全性失语。

5）早期肌张力降低、腱反射减低，中晚期肌张力增高、腱反射亢进，病理征阳性，部分患者脑膜刺激征阳性。

6）瞳孔改变，脑疝患者瞳孔不等大或双侧散大，光反应迟钝或消失，桥脑出血瞳孔呈针尖样。

7）意识状态依病情可清楚，模糊，谵妄，嗜睡，昏迷。

（3）常见临床类型及特点

1）基底节区出血：是高血压性脑出血的最常见部位，包括壳核出血、丘脑出血及尾状核头出血。典型表现为病灶对侧偏瘫、偏身感觉缺失和偏盲，称谓"三偏"征；大量出血可出现意识障碍，也可穿破脑组织进入脑室，出现血性 CSF。

2）脑叶出血：常由脑动静脉畸形、Moyamoya 病、血管淀粉样变性和肿瘤等所致。常出现头痛、呕吐、失语症、视野异常及脑膜刺激征，癫痫发作较常见，昏迷较少见。

3）脑干出血：轻者表现交叉性瘫痪或共济失调性轻偏瘫，两眼向病灶侧凝视麻痹或核间性眼肌麻痹，可无意识障碍；病情危重者（血肿＞5ml）数秒至数分钟内陷入昏迷、四肢瘫痪和去大脑强直发作，可见双侧针尖样瞳孔和固定于正中位、呕吐咖啡样胃内容物、中枢性高热、中枢性呼吸障碍和眼球浮动等，通常在 48 小时内死亡。

4）小脑出血：起病突然，头痛、眩晕、频繁呕吐、枕部剧烈头痛和平衡障碍等，但无肢体瘫痪，病初意识清楚或轻度意识模糊。轻者一侧肢体笨拙、行动不稳、共济失调和眼球震颤。大量出血可出现昏迷和脑干受压征象，晚期瞳孔散大，中枢性呼吸障碍，可因枕骨大孔疝死亡。

5）原发性脑室出血：头痛、呕吐、脑膜刺激征及血性脑脊液，无局灶性神经体征；大量脑室出血，起病急骤，昏迷，四肢弛缓性瘫及去脑强直发作，频繁呕吐，针尖样瞳孔，眼球分离斜视或浮动等，病情危笃，多迅速死亡。

2. 辅助检查

（1）CT 检查：临床疑诊脑出血时首选 CT 检查，可显示圆形或卵圆形均匀高密度血肿，边界清楚，并可确定血肿部位、大小、形态，以及是否破入脑室、血肿周围水肿带和占位效应等，如脑室大量积血可见高密度铸型，脑室扩张。1 周后血肿周围可见环形增强，血肿吸收后变为低密度或囊性变。CT 动态观察可发现进展型脑出血。

（2）MRI 检查：可发现 CT 不能确定的脑干或小脑小量出血，能分辨病程 4～5 周后 CT 不能辨认的脑出血，区别陈旧性脑出血与脑梗死，显示血管畸形流空现象。可根据血肿信号的动态变化（受血肿内血红蛋白变化的影响）判断出血时间。①超急性期（0～2h）：血肿为 T1 低信号、T2 高信号，与脑梗死不易区别；②急性期（2～48h）：为 T1 等信号、T2 低信号；③亚急性期（3d～3w）：T1、T2 均呈高信号；④慢性期（>3w）：呈 T1 低信号、T2 高信号。

（3）数字减影脑血管造影（DSA）：可检出脑动脉瘤、脑动静脉畸形、Moyamoya 病和血管炎等。

（4）脑脊液检查：只在无 CT 检查条件且临床无明显颅内压增高表现时进行，可发现脑压增高，CSF 呈洗肉水样。

3. 诊断依据

（1）中老年高血压病患者。

（2）在活动或情绪激动时突然发病。

（3）迅速出现偏瘫、失语等局灶性神经功能缺失症状，以及严重头痛、呕吐及意识障碍等。

（4）CT 检查显示圆形或卵圆形均匀高密度血肿

（确诊）。

4. 鉴别诊断

（1）高血压性壳核、丘脑及脑叶出血须与脑梗死，特别是脑栓塞后出血鉴别。CT 检查可明确识别病变。小脑出血可酷似脑干或小脑梗死，MRI 可以确诊。

（2）外伤性脑出血：是闭合性头部外伤所致，发生于受冲击颅骨下或对冲部位，外伤史可提供诊断线索，常见于额极和颞极，CT 可显示血肿。

（3）昏迷的脑出血患者须与全身性中毒（酒精、药物、一氧化碳）及代谢性疾病（糖尿病，低血糖、肝性昏迷、尿毒症）昏迷鉴别，病史、相关实验室检查和头部 CT 检查可提供诊断线索。

5. 治疗原则

（1）内科治疗

1）一般处理：①患者卧床，减少搬动，保持安静；②严密观察体温、脉搏、呼吸和血压等生命体征，注意瞳孔和意识变化；③保持呼吸道通畅，及时清理呼吸道分泌物，必要时吸氧；④加强护理，保持肢体功能位；⑤意识障碍或消化道出血者宜禁食 24～48 小时，之后放置胃管；⑥尿潴留：可留置尿管并定时膀胱冲洗。

2）控制血压：积极降血压，160/90mmHg 可作为参考的降压目标值。（中国脑出血诊治指南 2014 版）。

3）血糖管理：血糖宜在 7.7～10mmol/L，过高或过低均会加重缺血性脑损伤，如＞10mmol/L 宜给予胰岛素治疗，低血糖可予 10%～20%的葡萄糖口服或静滴。（中国脑出血诊治指南 2014 版）。

4）控制脑水肿，脱水降颅压：脑出血后 3～5 天达到高峰，脑水肿可使颅内压增高和导致脑疝，是脑出血主要死因。可选择使用：①20%甘露醇 125～250ml，6～8

小时 1 次，疗程 7～10 天；②10%复方甘油 250 ml，每天两次；③呋塞米（速尿）20～40 ml，2～4 次/日，可与甘露醇交替给予；④10%血浆白蛋白 50～100 ml，每天一次。

5）保证营养和维持水电解质平衡：每日液体输入量按尿量加 500ml 计算，高热、多汗、呕吐或腹泻的患者还需适当增加入液量。但应避免输液过多加重脑水肿。

6）并发症防治：①感染：肺部感染，尿潴留或导尿易合并尿路感染，可选用抗生素治疗；②应激性溃疡并消化道出血：选用抑酸剂如 H_2 受体阻滞剂或质子泵抑制剂等；并补液或输血维持血容量；③痫性发作：大发作可用安定或苯妥英钠；④中枢性高热：宜用物理降温冰敷、冰床或醇浴；⑤稀释性低钠血症；⑥下肢静脉血栓形成；⑦脑耗盐综合征。

（2）外科治疗

1）手术适应证：①出现神经功能恶化或脑干受压的小脑出血者，无论有无脑室梗阻致脑积水的表现，都应尽快手术清除血肿；②小脑半球血肿量≥10ml 或蚓部＞6ml 或直径≥3cm，血肿破入第四脑室或脑池受压消失，出现脑干受压症状或急性阻塞性脑积水征象者；③重症脑室出血导致梗阻性脑积水；④对于脑叶出血超过 30ml 且距皮质表面 1cm 范围内的患者，可考虑标准开颅清除幕上血肿或微创手术清除血肿；⑤发病 72 小时内血肿体积 20～40ml、GCS 评分≥9 分的幕上高血压脑出血患者，有条件医院，经严格选择后可应用微创手术联合或不联合溶栓药物液化引流清除血肿；⑥40ml 以上重症出血患者由于血肿占位效应导致意识障碍恶化者，可考虑微创手术清除血肿；⑦合并脑血管畸形、动脉瘤等血管病变。（中国脑出血诊治指南 2014 版）。

2）手术禁忌证：脑干出血、大脑深部出血、淀粉样血管病导致脑叶出血不宜手术治疗。

3）常用手术方法是：①小脑减压术；②开颅血肿清除术；③钻孔扩大骨窗血肿清除术；④钻孔微创颅内血肿清除术；⑤脑室出血脑室引流术。

（3）康复治疗：患者病情稳定后宜尽早进行康复治疗。早期给予肢体运动、语言训练、心理治疗等，对神经功能恢复，提高生活质量有益。

【复习思考题】

1. 脑出血如何与脑血栓形成鉴别？

2. 壳核出血、丘脑出血、脑干出血、小脑出血及脑叶出血的特征性表现？

3. 脑出血的治疗原则？

笔记栏

见习五（5） 蛛网膜下腔出血

【见习要求】 掌握蛛网膜下腔出血的常见病因、临床表现、诊断、鉴别诊断和治疗原则。

【见习时数】 1 学时。

【见习准备】

1. 选择典型的蛛网膜下腔出血病例 1 例/小组。

2. 典型蛛网膜下腔出血 CT、DSA 或 CTA 照片各一份。

【见习过程】

1. 教师讲授病史采集、体格检查要点，学生分组进病房采集病史，并做体格检查。

2. 学生回示教室汇报病历摘要、阳性体征，提出必要的辅助检查并说明其目的。

3. 学生归纳临床特点，作出完整的诊断（包括定位与定性诊断），并说明诊断依据。

4. 结合患者的具体实际，教师以提问的方式小结。

【病史采集要点】

1. 现病史

（1）发病情况：缓慢或急骤起病？安静状态下还是活动时发病？

（2）发病的原因或诱因：多有激动、用力或排便等诱因。

（3）主要症状：突发异常剧烈头痛，可伴恶心呕吐、畏光、项背部或下肢疼痛。有无肢体麻木、无力等；有无肢体抽搐或意识障碍等。

（4）伴随症状：有无大小便潴留或失禁，有无高热、欣快、谵妄和幻觉等，有无颅神经受损症状。

（5）病情演变：症状有无减轻或进行性加重？有无头痛再发（常提示再次出血）。

（6）诊疗情况：在何处就诊过？做过何种检查？用何药物及疗效如何？

（7）一般情况：精神、体力、饮食、大小便如何？

2. 其他相关病史

（1）有无药物过敏史。

（2）既往有无高血压、动脉硬化等病史，有无经常性头痛病史。

（3）有无家族史。

【体查要点】

1. 体温、脉搏、呼吸、血压等生命体征。

2. 意识状态。

3. 脑膜刺激征。

4. 眼底检查：玻璃体下片块状出血。

5. 偏瘫、失语或视野缺损等局灶性体征。

6. Ⅲ、Ⅳ、Ⅴ、Ⅵ等颅神经受损体征。

【辅助检查报告单展示】

1. CT 片。

2. 腰椎穿刺和 CSF 检查。

3. 数字减影血管造影（DSA）。

4. 经颅多普勒（TCD）。

【知识精要】

1. 蛛网膜下腔出血的临床特点

（1）症状

1）动脉瘤破裂多发生于 40～60 岁，女男比例 1.6：1；动静脉畸形常在 10～40 岁发病，男性多见。

2）发病多有激动、用力或排便等诱因。

3）突发异常剧烈头痛，头痛可持续数日不变，2 周后缓慢减轻，头痛再发常提示再次出血。

4）可伴恶心呕吐、畏光、项背部或下肢疼痛。

5）部分患者可有Ⅲ、Ⅳ、Ⅴ、Ⅵ等颅神经受损症状。

6）急性期偶见欣快、谵妄和幻觉等精神症状。

（2）体征

1）出血常引起血压急剧上升，体温升高至 39℃。

2）短暂意识丧失，严重者突然昏迷。

3）脑膜刺激征。

4）眼底可见玻璃体下片块状出血（对诊断具有提示性）。

5）Ⅲ、Ⅳ、Ⅴ和Ⅵ等脑神经损害。

6）癫痫发作、偏瘫、失语或视野缺损等。

（3）常见并发症

1）再出血：病情稳定后突发剧烈头痛、呕吐、痫性发作、昏迷甚至去脑强直发作，颈项强直、Kernig 征加重。

2）脑血管痉挛：可引起轻偏瘫等局灶性体征。病后10～14 日为迟发性血管痉挛高峰期。

3）脑积水：进行性嗜睡、上视受限、外展神经瘫痪、下肢腱反射亢进等。

4）癫痫发作：患者发生面部和肢体抽搐。

2. 辅助检查

（1）CT 和 CTA：临床疑诊 SAH 首选 CT 检查，安全、敏感，并可早期诊断。出血当日敏感性高，可检出 90% 以上的 SAH，显示大脑外侧裂池、前纵裂池、鞍上池、桥小脑角池、环池和后纵裂池高密度出血征象，并可确定脑内出血或脑室出血，伴脑积水或脑梗死，对病情进行动态观察。CT 增强可发现大多数动静脉畸形和大的动脉瘤。CTA：当动脉瘤直径≥5mm 时，敏感度可达 95%～100%。

（2）MRI 和 MRA：可检出脑干小动静脉畸形，但须注意 SAH 急性期 MRI 检查可能诱发再出血。MRA 对直径 3～15mm 动脉瘤检出率高。但由于空间分辨率较差，不能清晰地显示动脉瘤颈和载瘤动脉。

（3）腰穿检查：若 CT 扫描不能确定 SAH 临床诊断，可行腰椎穿刺和 CSF 检查，肉眼呈均匀一致血性脑脊液，压力明显增高（400～600mmH$_2$O），可提供 SAH 诊断的重要证据。最初 CSF 红细胞与白细胞数比例与外周血相同（700：1），但血液引起化学性脑膜炎导致 CSF 淋巴细胞增多，48 小时内白细胞可达数千，出血后 4～8 日 CSF 糖降低。病后 12 小时离心脑脊液上清黄变，2～3

周黄变消失。须注意腰穿可诱发脑疝形成的风险。

（4）数字减影血管造影（DSA）：明确 SAH 诊断后需行全脑血管造影，因约 20%的患者为多发性动脉瘤，动静脉畸形常由多支血管供血。DSA 可确定动脉瘤位置，显示血管解剖走行、侧支循环及血管痉挛等，发现烟雾病、血管性肿瘤等 SAH 病因，为 SAH 病因诊断提供可靠证据，是制定合理外科治疗方案的先决条件。首次 DSA 阴性的患者大约占 20%～25%，1 周后再行 DSA，约 1%～2%再行检查可发现动脉瘤，阴性者应考虑 nA-SAH、颅内夹层动脉瘤、硬膜动静脉畸形、出血性疾病或颈髓出血等。（中国蛛网膜下腔出血诊治指南 2015 版）。

（5）经颅多普勒（TCD）：超声作为非侵入性技术可监测 SAH 后脑血管痉挛。

（6）其他检查：血常规、凝血功能和肝功能等检查，有助于寻找其他出血原因。

3. 诊断依据

（1）活动中突发剧烈头痛伴呕吐。

（2）颈强等脑膜刺激征，伴或不伴意识模糊、反应迟钝。

（3）检查无局灶性神经体征。

（4）眼底检查玻璃体下片块状出血等。

（5）CT 证实脑池和蛛网膜下腔高密度出血征象。

（6）腰穿压力明显增高和血性脑脊液。

4. 鉴别诊断

（1）高血压性脑出血：血性脑脊液，但有明显局灶性体征如偏瘫、失语等，CT 和 DSA 可以鉴别。

（2）颅内感染：可有头痛、呕吐及脑膜刺激征，但先有发热，CSF 检查提示为感染。

（3）脑肿瘤卒中：根据病史、CSF 检出癌细胞和头部 CT 可以鉴别。

5. 治疗原则

（1）内科治疗

1）一般处理：①患者应住院监护治疗，绝对卧床休息 4～6 周，床头抬高 15～20 度，病房保持安静、舒适和暗光；②避免引起血压和颅压增高的诱因；③注意监测血压，保持收缩压＜160mmHg 和平均动脉压＞90mmHg；④头痛较甚时可镇静止痛；⑤注意水、电解质平衡；⑥心电监护；⑦控制血糖，建议将空腹血糖控制在 10mmol/L 以下；⑧加强营养，防止并发症。（血压、血糖管理参照中国蛛网膜下腔出血诊治指南 2015 版）。

2）脱水降颅压：可使用 20% 甘露醇、呋塞米（速尿）和 10% 血浆白蛋白。

3）预防再出血：早期、短疗程抗纤溶药物如氨基己酸或氨甲环酸治疗可减少再出血的发生。（中国蛛网膜下腔出血诊治指南 2015 版）。

4）预防脑血管痉挛：钙通道拮抗剂尼莫地平。

5）脑脊液置换：应注意诱发脑疝、颅内感染和再出血的风险，严格掌握适应证。

（2）手术治疗：分为外科手术夹闭和弹簧圈栓塞术。

支持外科夹闭术的因素：年轻、合并血肿且有占位效应及动脉瘤的因素（位置：大脑中动脉和胼胝体周围血管的动脉瘤；宽颈动脉瘤；动脉分支直接从动脉瘤囊出发）。

支持栓塞的因素：年龄超过 70 岁，不具有占位效应的血肿存在，动脉瘤因素（后循环、窄颈动脉瘤、单叶型动脉瘤）。

注意点：应尽可能选择完全闭塞治疗动脉瘤，同时适用于介入栓塞及外科手术的动脉瘤患者，应首先考虑介入栓塞。（中国蛛网膜下腔出血诊治指南 2015 版）。

【复习思考题】

1. 蛛网膜下腔出血的常见病因？

2. 蛛网膜下腔出血急性期有哪些重要合并症？如何预防？

3. 蛛网膜下腔出血的主要临床特点？

（陈　琳）

见习六（1）　单纯疱疹病毒性脑炎

【见习要求】

1. 掌握单纯疱疹病毒性脑炎的临床表现、诊断与鉴别诊断。

2. 熟悉单纯疱疹病毒性脑炎的治疗原则和辅助检查方法。

【见习时数】　1学时。

【见习准备】

1. 典型患者1人/小组。

2. 脑电图报告单一份/小组，脑脊液报告单一份/小组。

3. 头颅CT片和（或）头颅MRI一份/小组。

【见习过程】

1. 讲授病史采集、体格检查要点，学生分组进病房

采集病史，并做体格检查。

2. 学生回示教室汇报病历摘要、阳性体征，提出必要的辅助检查并说明其目的；展示头颅 CT（和）MRI 片、脑脊液检查结果和脑电图。

3. 学生归纳总结病例特点，作出完整的诊断，并说明诊断依据。

4. 结合患者的具体实际，教师以提问的方式小结。

【病史采集要点】

1. 现病史

（1）发病情况：缓慢或急骤起病？

（2）前驱期：可有发热，全身酸痛、不适，头痛、肌肉疼痛、腹痛及腹泻等症状。

（3）主要症状：常见症状包括头痛、呕吐、轻微意识和人格改变、多动；部分患者出现癫痫发作，精神症状，智能障碍。可有不同程度意识障碍，重症患者出现严重颅高压，甚至脑疝形成死亡。

（4）伴随症状：是否有发热、抽搐？是否有皮肤、黏膜疱疹？

（5）病程：病程为数日至 1～2 月。

（6）诊疗情况：在何处就诊过？做过何种检查？用何药物及疗效如何？

（7）一般情况：精神、体力、饮食、大小便如何？

2. 其他相关病史

（1）有无药物过敏史。

（2）病前有无口周或生殖器疱疹、上呼吸道感染史等。

【体查要点】

1. 测量体温、血压，观察神志、呼吸、瞳孔的大小及光反射。

2. 注意皮肤、黏膜有无疱疹。

3. 注意有无精神障碍。

4. 注意有无意识障碍及程度。

5. 脑膜刺激征：颈强直、克氏、布氏征阳性。

6. 注意有无嗅觉缺失、失语、轻偏瘫、偏盲以及共济失调、震颤、舞蹈样动作、肌阵挛等脑实质损害体征。

【辅助检查报告单展示】

1. 脑电图检查弥漫性高波幅慢波，以单侧或双侧颞、额区异常明显。

2. 头颅 CT 或 MRI 检查发现一侧或两侧颞叶、额叶局灶性异常。

3. 脑脊液检查红、白细胞数增多，糖和氯化物正常。

4. 脑脊液病原学检查。

【知识精要】

1. 单纯疱疹病毒性脑炎的临床特点

（1）症状：任何年龄均可发病，约 2/3 的病例发生于 40 岁以上的成人。无季节性。原发感染潜伏期 2～21 天，平均 6 天。前驱期可有发热、全身不适、头痛、肌痛、嗜睡、腹痛和腹泻症状。多急性起病，约 1/4 患者有口唇疱疹史，病后体温可高达 38.4～40.0℃。病程为数日至 1～2 个月。常见症状包括发热、头痛、呕吐、轻微意识和人格改变、多动；1/3 的患者可出现全身性或部分性癫痫发作；部分患者精神症状突出或为首发或为唯一症状，智能障碍明显；可有不同程度意识障碍，重症患者出现严重颅高压，甚至脑疝形成死亡。病程常在数日内快速进展，多数患者有意识障碍，表现为意识模糊或谵妄，随病情加重可出现昏睡、昏迷或去皮质状态，部分患者在疾病早期迅速出现昏迷。

（2）体征：脑膜刺激征、意识障碍、嗅觉缺失、失语、偏瘫、偏盲以及共济失调、震颤、舞蹈样动作、肌阵挛等弥漫性及局灶性脑实质损害体征。

2. 辅助检查

（1）脑电图检查异常。

（2）头颅 CT、MRI 检查正常或局灶性异常。

（3）脑脊液检查异常。

（4）脑活检：是诊断单纯疱疹病毒性脑炎的金标准。可发现非特异性的炎性改变，细胞核内出现嗜酸性包涵体，电镜下可发现细胞内病毒颗粒。

3. 诊断

（1）口周或生殖器疱疹史，或本次发病有皮肤、黏膜疱疹。

（2）起病急，病情重，有发热、咳嗽等上呼吸道感染前驱症状。

（3）发热、明显精神行为异常、抽搐、意识障碍及早期出现的局灶性神经系统损害体征。

（4）脑脊液红、白细胞数增多，糖和氯化物正常。

（5）脑电图以颞、额区损害为主的脑弥漫性异常。

（6）头颅 CT 或 MRI 发现颞叶局灶性出血性脑软化灶。

（7）特异性抗病毒药物治疗有效。

确诊尚需选择如下检查：①脑脊液中发现 HSV 抗原或抗体；②脑组织活检或病理发现组织细胞核内包涵体，或原位杂交发现 HSV 病毒核酸；③脑脊液 PCR 检测发现该病毒 DNA；④脑组织或脑脊液标本 HSV 分离、培养和鉴定。

4. 鉴别诊断

（1）带状疱疹病毒性脑炎：①本病是病毒感染后变态反应性脑损害；②意识模糊和局灶性脑损害；③常有胸腰部带状疱疹史；④病变较轻，预后较好；⑤CT 无出血性坏死。

（2）肠道病毒性脑炎：①多见于夏秋季，流行性或散发性；②发热、意识障碍、癫痫发作和肢体瘫痪等；③病程初期常有胃肠道症状。

（3）巨细胞病毒性脑炎：①临床少见，常见于免疫缺陷患者，亚急性或慢性病程；②意识模糊、记忆力减退、情感障碍，头痛等症状体征；③头颅 CT 或 MRI 可见弥漫性或局灶性白质异常。

（4）急性播散性脑脊髓炎：①在感染或疫苗接种后急性发病；②脑实质、脑膜、脑干、小脑和脊髓等损害症状体征；③重症患者可有意识障碍和精神症状。

5. 单纯疱疹病毒性脑炎治疗 早期诊断和治疗是关键。

（1）抗病毒化学药物治疗

1）阿昔洛韦（无环鸟苷）：常用剂量 15mg/（kg·d），静脉滴注，每 8 小时 1 次，连用 14～21 日。若病情较重，可延长治疗时间或再治疗一个疗程。对阿昔洛韦耐药患者可用磷甲酸钠或西多福韦。

2）更昔洛韦：剂量 5～10mg/（kg·d），静脉滴注，12 小时 1 次，疗程 14～21 日。

（2）免疫治疗

1）干扰素及诱生剂：α 干扰素治疗剂量为 60×10^6U/d，肌肉注射，连用 30 日，亦可用 β-干扰素全身用药与鞘内注射联合治疗。

2）转移因子：皮下注射每次 1 支，每周 1～2 次。

3）皮质类固醇：对病性危重，CT 显示出血性坏死灶，脑脊液细胞数明显增多，出现红细胞者可酌情使用。推荐用甲基泼尼松龙大剂量冲击疗法。

（3）抗菌治疗：合并细菌或真菌感染时应根据药敏

结果采用适当的抗生素或抗真菌治疗。

（4）对症支持治疗

1）维持营养及水、电解质平衡。

2）高热患者进行物理降温，抗惊厥和镇静等。

3）严重脑水肿患者应早期脱水降颅压。

4）加强护理，保持呼吸通畅，预防褥疮及呼吸道感染。

预后：预后取决于疾病的严重程度和治疗是否及时。本病如未经抗病毒治疗、治疗不及时或不充分，病情严重则预后不良，死亡率可高达 60%～80%。如发病前几日时可给予足量的抗病毒药物治疗或病情较轻，多数患者可治愈。

【复习思考题】

1. 单纯疱疹病毒性脑炎的临床诊断依据有哪些？

2. 单纯疱疹病毒性脑炎治疗原则是什么？

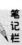笔记栏

（占克斌）

见习六（2）　结核性脑膜炎

【见习要求】

1. 掌握结核性脑膜炎的临床表现、诊断及治疗原则。

2. 掌握结核性脑膜炎的脑脊液改变特点。

【见习时数】　0.5 学时。

【见习准备】

1. 典型患者 1 人/小组。

2. 脑脊液检查报告单一份/小组。

【见习过程】

1. 讲授病史采集、体格检查要点，学生分组进病房采集病史，并做体格检查。

2. 学生回示教室汇报病历摘要、阳性体征，提出必要的辅助检查并说明其目的，展示脑脊液检查结果。

3. 学生归纳总结病例特点，作出完整的诊断，并说明诊断依据。

4. 结合患者的具体实际，教师以提问的方式小结。

【病史采集要点】

1. 现病史

（1）发病情况：缓慢或急骤起病？

（2）全身中毒症状：可有低热、盗汗、食欲缺乏、乏力等症状。

（3）主要症状：早期表现发热、头痛、呕吐和体重减轻。4~8 周后常出现脑实质损害症状，如精神异常，癫痫发作或癫痫持续状态，昏睡或意识模糊、偏瘫、四肢瘫、截瘫。

（4）伴随症状：是否有抽搐？是否有咳嗽、咳痰、咯血等。

（5）诊疗情况：在何处就诊过？做过何种检查？用何药物及疗效如何？

（6）一般情况：精神、体力、饮食、大小便如何？

2. 其他相关病史

（1）有无药物过敏史。

（2）有无结核接触史、肺部及其他部位结核感染。

【体查要点】

1. 测量体温、血压，观察神志、瞳孔的大小及光反射。

2. 营养状态。

3. 注意有无精神障碍。

4. 注意有无意识障碍及程度。

5. 脑膜刺激征：颈强直、克氏征、布氏征阳性。

6. 注意有无眼肌麻痹，复视和偏瘫等局灶性神经系统损害体征。

【辅助检查报告单展示】

1. 结核菌素试验阳性或发现活动性或陈旧性结核感染证据。

2. 脑脊液检查。

3. 胸部 X 线平片及 CT。

【知识精要】

1. 临床特点

（1）症状

1）常为急性或亚急性起病，慢性病程，儿童多见，成人也可罹患。病程在儿童常超过 1 周，成人病程可持续 2 周或者更长的时间。

2）结核中毒症状：早期表现发热、头痛、呕吐和体重减轻，颅内压多明显增高，严重时出现去脑强直发作或去皮质状态。通常持续 1~2 周。

3）脑实质损害症状：4~8 周后出现，如精神萎靡、焦虑、谵妄或妄想，部分性、全身性癫痫发作或癫痫持续状态，昏睡或意识模糊、偏瘫、四肢瘫、截瘫。

4）脑神经损害：颅底炎性渗出物的刺激、粘连、压迫，可致脑神经损害，以动眼、外展、面和视神经最易受累，表现视力减退、复视和面神经麻痹等。

5）老年人 TBM 的特点：头痛、呕吐较轻，颅内压增高症状不明显，约半数患者脑脊液改变不典型，但在动脉硬化基础上发生结核性动脉内膜炎而引起脑梗死的较多。

（2）体征

1）脑膜刺激征。

2）意识障碍。

3）视力下降、复视。

4）偏瘫。

2. 辅助检查

（1）结核菌素试验阳性或胸部 X 线平片发现活动性或陈旧性结核感染证据。

（2）脑脊液检查：①脑脊液压力可高达 400mmH$_2$O 或以上，外观无色透明或微黄，静置后可有薄膜形成；②单核细胞数显著增多，常为（50～500）× 10^6/L，早期可见多形核细胞增多；③蛋白增高通常为 1～2g/L，糖及氯化物含量下降；④脑脊液抗酸涂片仅少数病例阳性，脑脊液分枝杆菌培养可确诊。

（3）CT、MRI：可显示基底池、皮层脑膜、脑实质多灶的对比增强或梗阻性脑积水等。

3. 诊断

（1）有结核病病史或接触史。

（2）发热、精神异常、头痛、呕吐、脑膜刺激征及早期出现的局灶性神经系统损害体征。

（3）典型的脑脊液改变。

（4）脑脊液抗酸涂片、结核分枝杆菌培养和 PCR 检查等。

4. 鉴别诊断

（1）隐球菌脑膜炎：①通常起病隐袭，进展缓慢，呈进行加重；②临床表现常为发热、头痛、呕吐、脑膜刺激征；③脑脊液可检出隐球菌。

（2）病毒性脑膜炎：①本病以夏秋季为高发季节，以儿童多见，多为急性起病；②临床主要表现发热、头痛和脑膜刺激征；③脑脊液检查淋巴细胞轻到中度增多。

（3）脑膜癌病：全面检查可发现颅外的癌性病灶，脑脊液查找癌细胞。

（4）脑脓肿及脑肿瘤。

5. 治疗

（1）抗结核治疗

1）本病的治疗应遵循早期给药、合理用药、联合用药和系统治疗。目前认为异烟肼、利福平、吡嗪酰胺或乙胺丁醇、链霉素是结核性脑膜炎最有效的联合用药方案。

2）应至少选择三种药联合治疗，常用异烟肼、利福平、吡嗪酰胺，轻症患者治疗 3 个月后停用吡嗪酰胺，继续服用异烟肼和利福平 7 个月。耐药菌株可加用链霉素或乙胺丁醇。利福平不耐药菌株总疗程 9 个月已足够。利福平耐药菌株需连续治疗 18～24 个月。

（2）皮质类固醇：用于脑水肿所致颅内压增高，结核性脑膜炎伴局灶性神经体征和脊髓蛛网膜下腔阻塞的患者。常选用泼尼松，成人 60mg/d；儿童 1～3mg/（kg·d），3～4 周后逐渐减量，2～3 周后停药。

（3）鞘内注射：用于重症患者，脑脊液压力增高患者慎用。

异烟肼 50mg，地塞米松 5～10mg，α-糜蛋白酶 4000U，透明质酸酶 1500U。每隔 2～3 天 1 次，注药宜缓慢，症状消失后每周 2 次，体征消失后 1～2 周 1 次，直至脑脊液正常。

（4）脱水治疗：颅内压增高者可用 20%甘露醇、甘油果糖或甘油盐水等。

（5）对症及全身支持治疗。

6. 预后　预后与患者的年龄、病情、治疗是否及时有关，发病时昏迷是预后不良的重要指征。

【复习思考题】

1. 结核性脑膜炎的治疗原则是什么？

2. 结核性脑膜炎的治疗方案是什么？

笔记栏

（占克斌）

见习六（3）　新型隐球菌脑膜炎

【见习要求】

1. 掌握新型隐球菌脑膜炎的临床表现、诊断与鉴别诊断及治疗原则。

2. 掌握新型隐球菌脑膜炎的脑脊液改变。

【见习时数】　0.5 学时。

【见习准备】

1. 典型患者 1 人/小组。

2. 脑脊液检查报告单一份/小组。

【见习过程】

1. 讲授病史采集、体格检查要点，学生分组进病房

采集病史，并做体格检查。

2. 学生回示教室汇报病历摘要、阳性体征，提出必要的辅助检查并说明其目的。

3. 学生归纳总结病例特点，作出完整的诊断，并说明诊断依据。

4. 结合患者的具体实际，教师以提问的方式小结。

【病史采集要点】

1. 现病史

（1）发病情况：缓慢或急骤起病？

（2）主要症状：早期常有不规则低热或间歇性头痛，后为持续性进行性加重，免疫功能低下患者可急性发病。发热、头痛、呕吐常为首发症状。视力下降或丧失。

（3）伴随症状：是否有抽搐？是否有咳嗽、咳痰等？

（4）诊疗情况：在何处就诊过？做过何种检查？用何药物及疗效如何？

（5）一般情况：精神、体力、饮食、大小便如何？

2. 其他相关病史

（1）有无药物过敏史。

（2）有无慢性消耗性疾病和免疫功能缺陷性疾病，皮肤感染等病史。

【体查要点】

1. 测量体温、血压，观察神志、瞳孔的大小及光反射。

2. 营养状态。

3. 注意有无精神障碍。

4. 注意有无意识障碍及程度。

5. 脑膜刺激征：颈强直、克氏征、布氏征阳性。

6. 注意有无视力下降，复视和偏瘫等局灶性神经系统损害体征。

【辅助检查报告单展示】

1. 脑脊液检查。

2. CT 和 MRI。

【知识精要】

1. 临床特点

（1）症状

1）常起病隐袭，进展缓慢，早期可有不规则低热或间歇性头痛，后持续并进行性加重。

2）在免疫功能低下的患者可呈急性发病，常以发热、头痛、恶心、呕吐为首发症状。

3）早期症状在多数患者是以明显的脑膜刺激征为主，检查可见颈强及 Kernig 征阳性。

4）大多数病人可有颅内压增高症状和体征，如视盘水肿及后期视神经萎缩。

5）由于脑底部蛛网膜下腔渗出明显，常有蛛网膜粘连而引起多数脑神经受损的症状，常累及听神经、面神经和动眼神经等；也可因脑室系统梗阻出现脑积水。

（2）体征

1）脑膜刺激征。

2）视力下降、复视。

3）偏瘫等。

2. 辅助检查

（1）脑脊液检查

1）脑脊液压力正常或增高。

2）脑脊液淋巴细胞增高（10～500）×10^6/L，可达1000×10^6/L。

3）蛋白含量增高常不超过 2g/L。糖降低（150～350mg/L）。

4）脑脊液离心沉淀后涂片墨汁染色检出隐球菌可

确诊，培养常为阴性。

（2）CT 和 MRI：可证实与隐球菌感染可能有关的颅内占位性病变，邻近眶周或鼻窦的感染源和脑积水等。

3. 诊断

（1）有慢性消耗性疾病和免疫功能缺陷性疾病的病史，慢性隐袭病程。

（2）发热、头痛、呕吐、脑膜刺激征及出现的局灶性神经系统损害体征。

（3）脑脊液中检出隐球菌。

4. 鉴别诊断

（1）结核性脑膜炎：①有结核病病史或结核病接触史；②有全身结核中毒症状；③发热、头痛、恶心呕吐、脑膜刺激征；④脑脊液涂片可找到抗酸杆菌。

（2）化脓性脑膜炎、细菌性脑脓肿等：临床特点，病原学检测，影像学检查等。

5. 治疗

（1）抗真菌治疗

1）两性霉素 B：先用 1～5mg/d 加入 5%葡萄糖液 500ml 静滴，6 小时滴完。以后根据情况每日增加剂量 2～5mg，直至 1mg/($kg \cdot d$)，两性霉素 B 的用药总量为 2.0～3.0g，也可经椎管、侧脑室、小脑延髓池给药。因常见肾脏毒性可能迫使中断治疗 2～5 天，可与氟康唑或 5-氟胞嘧啶合用以减少用量，或改用肾毒作用较小的脂质体剂型。

2）氟康唑：对隐球菌脑膜炎有特效，口服吸收良好，脑脊液及血药浓度高，200～400mg/d，每日 1 次口服，疗程 6～12 个月。或用伊曲康唑 200mg，每日 2 次。

3）5-氟胞嘧啶：单用疗效差，常与两性霉素合用以增强疗效、减少两性霉素的用量及药物副作用，初始剂量 400ml/d，之后 200 ml/d 口服，维持数周至数月。

（2）对症及全身支持治疗

1）颅内压增高患者可用脱水剂，防治脑疝形成。

2）脑积水患者可行侧脑室分流减压术。

3）注意水电解质平衡，全身营养、全面护理和防治感染等。

6. 预后 本病常进行性加重，预后不良，死亡率较高，未经治疗者常在数月内死亡，平均病程为 6 个月。治疗也常见并发症和神经系统后遗症，可在数年内病情反复缓解和加重。

【复习思考题】

1. 新型隐球菌脑膜炎的治疗方案是什么？

2. 新型隐球菌脑膜炎和结核性脑膜炎的鉴别。

笔记栏

（占克斌）

见习六（4） 癫 痫

【见习要求】

1. 了解癫痫的病因及发病机制。

2. 熟悉癫痫的诊断与鉴别诊断。

3. 掌握癫痫及癫痫持续状态的定义及治疗原则。

【见习时数】 2学时。

【见习准备】

1. 典型患者1人/小组。

2. 脑电图报告单一份/小组。

【见习过程】

1. 讲授病史采集、体格检查要点,学生分组进病房采集病史,并做体格检查。

2. 学生回示教室汇报病例摘要、阳性体征,提出必要的辅助检查并说明其目的。

3. 学生归纳总结病例特点,作出完整的诊断,并说明诊断依据和治疗原则。

4. 结合患者的具体实际,教师以提问的方式小结。

【病史采集要点】

1. 现病史

(1)发病情况:发病骤起骤止?是否具有发作性和重复性。

(2)主要症状:肢体抽搐、口角抽搐、伴有或不伴有意识障碍;及发作性感觉、意识、自主神经、其他运动等不同障碍和精神异常。

(3)伴随症状:是否有发热?是否有大小便失禁?

(4)诊疗情况:在何处就诊过?做过何种检查?用何药物及疗效如何?药物增减和停药情况?药物的副作用。

(5)一般情况:精神、体力、饮食、大小便如何?

2. 其他相关病史

(1)有无药物过敏史。

(2)既往有无热性惊厥、颅脑外伤、脑血管意外、脑肿瘤、颅内感染等病史;同时还要了解家族史、怀孕期、分娩期和产后生长发育情况。

【体查要点】

1. 测量体温、血压，观察神志、呼吸、瞳孔的大小及光反射。

2. 注意皮肤破损、舌头有无咬伤。

3. 注意有无精神障碍。

4. 注意有无意识障碍及程度。

5. 注意有无偏瘫、肌阵挛等。

【辅助检查报告单展示】

1. 脑电图检查常出现异常波形。

2. 头颅 CT、MRI：可检查出脑结构性异常或损害。

【知识精要】

1. 癫痫的定义和分类

（1）定义：癫痫是多种原因导致的大脑神经元高度同步化异常放电所致的临床综合征，具有发作性、短暂性、重复性和刻板性的特点。

（2）癫痫的病因分类

1）症状性癫痫。

2）特发性癫痫。

3）隐源性癫痫。

（3）**按癫痫发作（国际抗癫痫联盟，1981）分类**

1）部分性发作：①单纯性：无意识障碍，可分运动、体感或特殊感觉、自主神经、精神症状性发作；②复杂性：有意识障碍；③部分性发作继发全面性发作：由部分起始扩展为 GTCS。

2）全面性发作：包括失神、肌阵挛发作、强直、强直-阵挛、阵挛、失张力发作。

3）不能分类的发作：影响发作的因素：①年龄；②遗传因素；③睡眠；④内环境改变。

2. 临床特征

（1）部分性发作：痫性放电源于一侧大脑半球，向周围正常脑区扩散可扩展为全面性发作，可分为三型。

1）单纯部分性发作：发作时程较短，一般不超过 1分钟，无意识障碍，可分为 4 型：

A. 部分运动性发作：指局部肢体抽动，一侧口角、眼睑、手指或足趾抽搐。临床表现抽搐自对侧拇指沿腕-肘-肩扩展，称为 Jackson 癫痫；发作后遗留暂时性（数分至数日）肢体轻瘫痪或无力，称 Todd 瘫痪。

B. 部分体觉性发作或特殊感觉性发作：部分体觉性发作为肢体麻木感和针刺感，特殊感觉性发作为视幻觉、听幻觉、嗅幻觉、眩晕感。

C. 自主神经性发作：如烦渴、欲排尿感、出汗、立毛、皮肤发红、瞳孔散大、呕吐、腹痛等。

D. 精神性发作：①各种类型的记忆障碍；②情感障碍；③错觉或复杂幻觉。

2）复杂部分性发作：也称颞叶发作、精神运动性发作，病灶多在颞叶，也可见于额叶、嗅皮质等部位。发作起始出现精神症状或特殊感觉症状，常见类型为：①表现意识障碍；②表现意识障碍和自动症；③表现意识障碍和运动症状。

3）部分性发作继发全面性发作：单纯部分性发作可发展为复杂部分性发作，单纯或复杂部分性发作继发为全面性强直-阵挛发作。

（2）全面性发作：临床表现形式多样，多伴有意识障碍，痫性放电为两侧大脑半球。常见的发作形式有 6 种：

1）全面性强直-阵挛发作（GTCS）：也称大发作，以意识丧失和全身对称抽搐为特征。分为三期：①强直期：患者突然意识丧失，跌倒在地，全身骨骼肌呈持续性收缩，上睑抬起，眼球上翻，喉部痉挛尖叫，上肢上举，下肢屈曲转变为强直，持续 10～20 秒；②阵挛期：肌肉交替性收缩与松弛，呈一张一弛交替抽动，阵挛频率渐渐变慢，松弛时间渐渐延长，可伴心率加快、血压升高、瞳孔散大和光反应消失等自主神经改变，本期持续 30～60 秒钟或更长；③发作后期：阵挛期后可出现短暂阵挛，造成牙关紧闭，可发生舌咬伤、大小便失禁，呼吸先恢复，随后瞳孔、血压、心率恢复正常，然后意识渐渐恢复，历时 5～15 分钟。

2）肌阵挛性发作：表现为快速、短暂、触电样肌肉收缩，可对称累及双侧肌群，表现全身闪电样抖动，亦可表现为面部、某一肢体或个别肌群肉跳，EEG 示多棘-慢波。

3）阵挛性发作：几乎都发生在婴幼儿，特征是重复阵挛抽动伴意识丧失，之前无强直期，持续 1 至数分钟，EEG 示快活动、慢波及不规则棘-慢波。

4）强直性发作：多见于弥漫性脑损害的儿童，睡眠中发作较多。表现为全身骨骼肌强直性肌收缩，伴有颜面苍白等；躯干强直发作可造成角弓反张，伴短暂意识丧失，无阵挛期，EEG 示暴发性多棘波。

5）失神性发作：①典型失神发作（小发作）表现突然短暂的意识丧失和正在进行的动作中断，双眼茫然凝视，呼之不应，EEG 示对称同步 3Hz 棘-慢综合波。②非典型失神发作表现意识障碍发生及休止较典型者慢，肌张力改变较明显。EEG 示较慢的不规则棘-慢波或尖-慢波，背景活动异常。

6）无张力性发作：部分或全身肌张力突然降低，造成垂颈、张口、肢体下垂或躯干失张力而跌倒，持续数秒至 1 分钟，EEG 示多棘-慢波或低电位活动。

（3）临床常见的癫痫及癫痫综合征

1）伴中央-颞叶棘波的良性儿童癫痫：3～13 岁起病，9～10 岁为发病高峰。男孩多见。部分患者有遗传倾向。发作表现一侧面部或口角短暂抽动，常伴躯体感觉症状。夜发性，常在入睡不久或临醒之前发作。频率稀疏，每月或数月 1 次。EEG 检查：表现中央-颞区高波幅棘波，常伴慢波。

2）Lennox-Gastaut 综合征：学龄前（1～8 岁）起病，少数发生在青春期。常见发作形式是强直性发作、非典型失神发作、失张力性发作，也常伴肌阵挛发作、GTCS、部分性发作等。发作频繁，每日多达数十次，开始即不易控制。EEG 背景活动异常，常见棘-慢复合波和睡眠中10Hz 的快节律。伴精神发育迟滞及人格改变。

3）婴儿痉挛症：1 岁前发病，3～7 月为发病高峰。男孩多见。典型表现快速点头状痉挛、双上肢外展，下肢和躯干屈曲，下肢偶可为伸直状。常伴智力低下。EEG示高峰节律紊乱。

（4）癫痫持续状态

1）癫痫持续状态是癫痫连续发作之间意识尚未完全恢复又频繁再发，或癫痫发作持续 30 分钟以上不自行停止。常伴高热、白细胞升高、脑水肿、水电解质酸碱紊乱、低血糖，继而发生多器官功能不全。任何类型的癫痫均可出现癫痫持续状态，但癫痫持续状态通常是指全面性强直-阵挛发作持续状态。

2）病因：①最常见的原因是停药不当和不规范地使用抗癫痫药物；②急性脑病、脑卒中、脑炎、外伤、肿瘤和药物中毒等可引起，个别患者原因不明；③感染、精神因素、过度疲劳、孕产和饮酒等均可诱发。

3. 诊断

（1）癫痫是多种病因所致的疾病，其诊断需遵循三步原则：①首先明确发作性症状是否为癫痫发作；②其次是哪种类型的癫痫或癫痫综合征；③最后明确发作的病因是什么。

（2）完整和详尽的病史对癫痫的诊断、分型和鉴别诊断都具有非常重要的意义。由于患者发作时大多数有意识障碍，难以描述发作情形，故应详尽询问患者的亲属或目击者。病史需要包括起病年龄，发作的详细过程、病情发展过程、发作诱因、是否有先兆、发作频率和治疗经过；既往史应包括母亲妊娠是否异常以及妊娠用药史，围生期是否有异常，过去是否患过什么重要疾病，如颅脑外伤、脑炎、脑膜炎等；家族史包括各级亲属中是否有癫痫发作或与之相关的疾病。

（3）EEG 是癫痫诊断最常用的一种辅助检查，可见尖波或尖-慢波、棘波或棘-慢波。

（4）头部 CT 或 MRI 检查可发现或排除头部病变。

（5）SPECT 或 PET 检查能从不同的角度反映脑局部代谢变化，辅助癫痫灶定位。

4. 鉴别诊断

（1）晕厥：脑血流灌注短暂全面降低，缺氧所致意识瞬时丧失和跌倒。多有明显诱因，如久站、剧痛、见血和情绪激动等诱因，或因排尿、咳嗽、憋气等可诱发。常有头晕、恶心、眼前发黑和无力等先兆，跌倒伴短暂意识丧失，持续数秒钟后恢复，EEG 检查正常。

（2）低血糖症：发作性血糖水平低于 2mmol/L 时，可产生局部癫痫样抽搐或四肢强直发作，伴意识丧失。

（3）假性癫痫发作（癔症样发作）：可有运动、感觉、自动症、意识模糊等类癫痫样发作症状，无自伤、尿失禁、瞳孔无变化，脑电图正常。

（4）发作性睡病：可引起意识丧失和猝倒，易误诊为癫痫。根据突然发作的不可抑制的睡眠、睡眠瘫痪、入睡前幻觉及猝倒四联症可鉴别。

（5）TIA：多见于老年人，常有动脉硬化、冠心病、高血压、糖尿病等病史，临床症状多为缺失症状，持续15分钟到数小时，脑电图无明显痫性放电。

（6）基底动脉型偏头痛：为双侧，多伴有眩晕、共济失调、双眼视物模糊或眼球运动障碍，脑电图枕区棘波。

5. 治疗

（1）药物治疗一般原则

1）确定是否用药：人一生中偶发一至数次或一年发作少于一次，并不需治疗，如半年中有两次或多次发作，可酌情用药。

2）尽量单药治疗的原则：大多数患者可用单药治疗取得满意的疗效。

3）联合治疗原则：对于单药不能完全控制或难治性癫痫可选择联合治疗的原则。联合用药应注意：①不宜合用化学结构相同的药物；②尽量避开副作用相同的药物合用；③合并用药时注意药物相互作用。

4）长期规则用药原则：癫痫均应长期、规律性用药，特发性癫痫控制症状1~2年后，非特发性癫痫在控制发作3~5年才考虑减量和停药。

5）增减药物及换药原则：增药适当可快，减药一定要慢；换药应增加第二种药的剂量至控制发作后再把第一种药逐渐减量至停药。

6）根据发作类型选药原则：①单纯性及复杂部分性发作、部分性继发GTCS或GTCS：首选卡马西平、丙戊酸钠、苯妥英钠；②特发性大发作：首选丙戊酸钠、苯妥英钠；③失神性发作：首选丙戊酸钠、乙琥胺；④强直发作：首选卡马西平、苯妥因钠；⑤失张力性和非典型失神发作：首选奥沙西泮、丙戊酸钠；⑥肌阵挛性发作：首选丙戊酸钠、乙琥胺；⑦婴儿痉挛症：首选 ACTH、强的松、氯硝西泮；⑧良性儿童期癫痫：首选卡马西平、丙戊酸钠；⑨Lennox-Gastaut 综合征：首选丙戊酸钠。

　　药物难治性癫痫：多项研究证实，尽管予以合理的药物治疗，另外仍有 30%左右的癫痫患者发作迁延不愈，称为难治性癫痫，国内提出的有关难治性癫痫的定义为"频繁的癫痫至少每月 4 次以上，适当的 AEDs 正规治疗且药物浓度在有效范围内，至少观察 2 年，仍不能控制并且影响日常生活，除外进行性中枢神经系统疾病或者颅内占位性病变者"。

　　难治性癫痫的一个普遍特征是对于不同作用机制的 AEDs 都呈现一定程度的耐药性。

　　（2）手术治疗。

　　（3）癫痫持续状态的治疗

　　1）对症处理：①保持呼吸道通畅，鼻导管或面罩吸氧；②防治脑水肿可用 20%甘露醇 250ml 快速静脉滴注，或地塞米松 10～20mg 静脉滴注；③控制感染或预防性应用抗生素；④高热可用物理降温，纠正酸碱平衡，电解质紊乱，并给予营养支持治疗等。

　　2）控制发作可选用下列药物：①地西泮：首选。成人剂量 10～20mg，儿童 0.25～0.5mg／kg，一般不超过 10mg，以每分钟不超过 2mg 速度静脉推注；如有效，再将地西泮 60～100mg 溶于 5%葡萄糖生理盐水中，于 12 小时内缓慢静脉滴注。②地西泮加苯妥英钠：首先用地西泮 10～20mg 静脉注射，有效再用苯妥英钠 0.3～0.6g 加入生理盐水 500ml 中静滴，速度不超过 50mg/min。③苯妥英钠：也可单用苯妥英钠，剂量与方法同上。④10%水合氯醛：成人 20～30ml，小儿 0.5～0.8 ml/kg，加等量植物油保留灌肠。⑤副醛：8～10ml（儿童 0.3ml/kg）植物油稀释后保留灌肠。

3）控制发作后应使用长效抗癫痫药过渡和维持：苯巴比妥钠，成人 0.2g 肌注，2～3 次/天，儿童酌减，连续 3～4 日。同时应根据癫痫类型选择有效的口服药（早期可鼻饲）过渡到长期维持治疗。

4）难治性癫痫持续状态：指持续的癫痫发作，对初期的一线药物地西泮、氯硝西泮、苯巴比妥、苯妥英钠等无效，连续发作 1 小时以上者。首要任务是迅速终止发作。可选以下药物：①异戊巴比妥：标准疗法。成人每次 0.25～0.5g，注射用水稀释后缓慢静注，每分钟不超过 100mg。②咪达唑仑：首剂静注 0.15～0.2mg/kg，然后按 0.06～0.6mg/（kg·h）静脉滴注维持。③丙泊酚：1～2mg/kg 静注，随后以 2～10mg/（kg·h）持续静滴维持。④利多卡因：对苯巴比妥治疗无效的新生儿癫痫状态有效。⑤氯胺酮、硫喷妥钠等。

【复习思考题】

1. 癫痫患者的药物治疗原则是什么？

2. 癫痫持续状态的定义及处理原则是什么？

笔记栏

见习七（1） 多发性硬化

【见习要求】

1. 掌握多发性硬化的诊断标准、治疗原则及方法。

2. 熟悉多发性硬化的临床表现和辅助检查。

【见习时数】 1.5 学时。

【见习准备】

1. 典型患者 1 人/小组。

2. 头颅 CT 或（和）MRI 一份/小组。

【见习过程】

1. 讲授病史采集、体格检查要点，学生分组进病房采集病史，并做体格检查。

2. 学生回示教室汇报病历摘要、阳性体征，提出必要的辅助检查并说明其目的。

3. 学生归纳总结病例特点，作出完整的诊断，并说明诊断依据。

4. 结合患者的具体实际，教师以提问的方式小结。

【病史采集要点】

1. 现病史

（1）发病情况：起病方式（多为急性或亚急性起病）？

（2）病前是否有疲劳、体重减轻、肌肉和关节疼痛等症状。是否有感冒、发热、感染、手术、外伤、过劳、怀孕、分娩等诱因。

（3）主要症状：一个或多个肢体麻木、刺痛感等感觉异常；一个或多个肢体无力、或平衡不能等运动障碍；突发单眼视力丧失或视物模糊、复视；单肢痛性痉挛发作、眼前闪光、强直性发作、阵发性瘙痒、构音障碍和共济失调等。

（4）伴随症状：是否有抽搐？

（5）整个病程中是否具有症状复杂并有缓解-复发现象。

（6）诊疗情况：在何处就诊过？做过何种检查？用何药物及疗效如何？

（7）一般情况：精神、体力、饮食、大小便如何？

2. 其他相关病史

（1）有无药物过敏史。

（2）既往有无疫苗接种史、病毒感染史等。

【体查要点】

1. 测量体温、血压，观察神志、瞳孔的大小及光反射。

2. 注意有无视力障碍、复视、眼球运动障碍和眼球震颤。

3. 注意有无肢体瘫痪及共济失调。

4. 注意有无感觉障碍和 L 征。

5. 注意有无言语障碍、偏盲、共济失调、震颤、舞蹈样动作、肌阵挛、病理征等脑实质和脊髓损害体征。

【辅助检查报告单展示】

1. 诱发电位检查异常。

2. 头颅 CT、MRI 检查正常或异常。

3. 脑脊液检查异常。

【知识精要】

1. 多发性硬化的主要临床特点

（1）症状千变万化，症状和体征不能用 CNS 单一病灶来解释，常为大脑、脑干、小脑、脊髓和视神经病变的不同组合构成其临床症状谱。

（2）临床经过及症状和体征存在空间上的多发性（即散在分布于 CNS 的多数病灶）及其时间上的多发性

（即病程中的缓解复发）。

2. 多发性硬化的临床表现

（1）年龄和性别：好发年龄 20～40 岁，10 岁以下和 50 岁以上患者少见，男女比例 1∶2。

（2）起病形式：以亚急性起病多见，急性和隐匿起病仅见于少数病例。

（3）临床特征：症状复杂并有缓解-复发现象，表现为空间和时间多发性。少数病例在整个病程中呈现单病灶征象。

（4）临床症状及体征：①肢体无力：最多见，一个或多个肢体麻木无力、或平衡不能等感觉异常和运动障碍，肢体无力最多见，大约 50%的患者首发症状包括一个或多个肢体无力，运动障碍一般下肢比上肢明显，可为偏瘫、截瘫或四肢瘫；②感觉异常：浅感觉障碍表现为肢体、躯干或面部针刺麻木感，亦可有深感觉障碍；③眼部症状：表现为急性视神经炎或球后神经炎，突发单眼视力丧失或视物模糊、复视，有时双眼同时受累；④共济失调；⑤发作性症状：持续时间短暂、可被特殊因素诱发的感觉或运动异常；⑥精神症状：可并存抑郁、易怒等精神障碍；⑦其他症状如尿频、尿急、尿失禁等。

3. 临床分型 根据病程,多发性硬化被分为以下4型:

（1）复发-缓解型：临床最常见，约占 80%～85%，疾病早期出现多次复发和缓解，可急性发病或病情恶化，之后可以恢复，两次复发间期病情稳定。

（2）继发进展型：复发-缓解型患者经过一段时间可以转为此型，患病 25 年后 80%的患者转为此型，病情进行性加重不再缓解，伴或不伴急性复发。

（3）原发进展型：约占 10%，起病年龄偏大（40～

60 岁），发病后轻偏瘫或轻截瘫在相当长时间内缓慢进展，发病后神经功能障碍逐渐进展，出现小脑或脑干症状，MRI 显示造影剂钆增强病灶较继发进展型少，脑脊液炎性改变也较少。

（4）进展复发型：约占 5%，在原发进展型病程基础上同时伴急性复发。

4. 辅助检查

（1）脑脊液检查：脑脊液外观正常，压力不高。脑脊液单核细胞数轻度增高或正常，一般在 $15 \times 10^6/L$ 以内。脑脊液蛋白轻度增高或正常。70%的 MS 患者 CFS-IgG 指数增高，CFS-OB（＋）。

（2）头颅 CT 检查：在双侧脑室周围或半卵圆中心等脑白质内发现多灶性低密度灶。

（3）颅 MRI 检查：比头颅 CT 的阳性率更高，常见于脑室周围和白质中散在的异常信号的病灶；脑干、小脑和脊髓可见斑点状不规则异常信号的病灶。

（4）诱发电位：视觉诱发电位、脑干听觉诱发电位和体感诱发电位半数以上病例有一项或多项异常。

5. 诊断标准 目前采用 McDonald（2010）的 MS 诊断标准。

临床确诊 MS（CDMS）见下表。

临床表现	诊断 MS 需要的附加证据
≥2 次临床发作 a；≥2 个病灶的客观临床证据或 1 个病灶的客观临床证据并有 1 次先前发作的合理证据 b	无 c

续表

临床表现	诊断 MS 需要的附加证据
≥2 次临床发作a；1 个病灶的客观临床证据	空间的多发性需具备下列 2 项中的任何一项：①MS 4 个 CNS 典型病灶区域（脑室旁、近皮层、幕下和脊髓）d 中至少 2 个区域有≥1 个 T2 病灶；②等待累及 CNS 不同部位的再次临床发作a
1 次临床发作a；≥2 个病灶的客观临床证据	时间的多发性需具备下列 3 项中的任何一项：①任何时间 MRI 检查同时存在无症状的钆增强和非增强病灶；②随访 MRI 检查有新发 T2 病灶和/或钆增强病灶，不管与基线 MRI 扫描的间隔时间长短；③等待再次临床发作a
1 次临床发作a；1 个病灶的客观临床证据（临床孤立综合征）	空间的多发性需具备下列 2 项中的任何一项：①MS 4 个 CNS 典型病灶区域（脑室旁、近皮层、幕下和脊髓）d 中至少 2 个区域有≥1 个 T2 病灶；②等待累及 CNS 不同部位的再次临床发作a
	时间的多发性需具备以下 3 项中的任何一项：①任何时间 MRI 检查同时存在无症状的钆增强和非增强病灶；②随访 MRI 检查有新发 T2 病灶和/或钆增强病灶，不管与基线 MRI 扫描的间隔时间长短；③等待再次临床发作a
提示 MS 的隐袭进展性神经功能障碍（PPMS）	回顾或前瞻研究证明疾病进展 1 年并具备下列 3 项中的两项 d：①MS 典型病灶区域（脑室旁、近皮层或幕下）有≥1 个 T2 病灶以证明脑内病灶的空间多发性；②脊髓内有≥2 个 T2 病灶以证明脊髓病灶的空间多发性；③CSF 阳性结果（等电聚焦电泳证据有寡克隆区带和/或 IgG 指数增高）

注：临床表现符合上述诊断标准且无其他更合理的解释时，可明确诊断为 MS；疑似 MS，但不完全符合上述诊断标准时，诊断为"可能的 MS"；

用其他诊断能更合理地解释临床表现时，诊断为"非MS"

a 一次发作（复发、恶化）定义为：由患者主观叙述或客观检查发现的具有CNS急性炎性脱髓鞘病变特征的当前或既往事件，持续至少24小时，无发热或感染征象。临床发作需由同期的神经系统检查证实，在缺乏神经系统检查证据时，某些具有MS典型症状和进展特点的既往事件亦可为先前的脱髓鞘事件提供合理证据。患者主观叙述的发作性症状（既往或当前）应是持续至少24h的多次发作。确诊MS前需确定：①至少有1次发作必须由神经系统检查证实；②既往有视觉障碍的患者视觉诱发电位阳性或③MRI检查发现与既往神经系统症状相符的CNS区域有脱髓鞘改变

b 根据2次发作的客观证据所做出的临床诊断最为可靠。在缺乏神经系统检查证实的客观证据时，对1次既往发作的合理证据包括：①具有炎性脱髓鞘病变典型症状和进展特点的既往事件；②至少有1次被客观证据支持的临床发作

c 不需要附加证据。但做出MS相关诊断仍需满足诊断标准的影像学要求。当影像学或其他检查（如CSF）结果为阴性时，应慎下MS诊断，需考虑其他诊断。诊断MS前必须满足：临床表现无其他更合理的解释，且必须有支持MS的客观证据

d 不需要钆增强病灶。对有脑干或脊髓综合征的患者，其责任病灶不在MS病灶数统计之列

6. 鉴别诊断

（1）急性播散性脑脊髓炎：是具有广泛性分散病灶的急性脱髓鞘脑病，病前多有感染和疫苗接种史，表现为发热、昏睡或昏迷，呈自限性和单相性病程，与多发性硬化不同。

（2）脊髓型颈椎病：与多发性硬化脊髓型均可表现进行性痉挛性截瘫伴后索损害，鉴别有赖于脊髓核磁共振检查。

7. 治疗 多发性硬化治疗的主要目的抑制炎性脱

髓鞘病变进展，防止急性期病变恶化及缓解期复发；晚期采取对症和支持疗法，减轻神经功能障碍带来的痛苦。

（1）急性发作期治疗

1）皮质类固醇：甲基泼尼松龙大剂量短程疗法：最常用，成人中至重症复发病例可用 1000mg/d，加于 5% 葡萄糖 500ml 静脉滴注，3～5 天为一疗程；对于病情严重者，剂量阶梯依次减半，每个剂量使用 2～3 天，直至停药，原则上不超过 3 周。若病情再次加重或出现新发病灶，可再次使用甲泼尼龙 1g/d 冲击治疗。

2）对激素治疗无效者、妊娠或产后期患者，可选择血浆置换或大剂量免疫球蛋白：0.4g/（kg·d）静脉滴注，连续 3～5 日。

（2）疾病调节治疗：对于复发型 MS，目标在于抑制及调节免疫，控制炎症减少复发，一线疾病调节药物包括：β-干扰素、醋酸格拉默，如效果欠佳可选用二线治疗：那他珠单抗、米托蒽醌；对于进展型 MS，一方面要控制复发，一方面神经保护和神经修复可能有效。

（3）对症治疗：对伴有痛性痉挛的患者可给予卡马西平 0.2g，每日 2 次口服；对精神抑郁者可选用阿米替林、丙咪嗪或百忧解、赛乐特等；对痉挛性瘫痪者可口服巴氯芬或乙哌立松；对尿频、尿急者可给予溴丙胺太林（普鲁本辛）口服。

8. 预后　急性发作后患者至少可部分恢复，但复发的频率和严重程度难以预测。提示预后良好的因素包括女性、高加索人、40 岁以前发病、单病灶起病、临床表现视觉或感觉障碍、最初 2～5 年的低发病率等，出现锥体系或小脑功能障碍提示预后较差。

【复习思考题】

1. 多发性硬化的主要临床特点是什么？

2. 多发性硬化的治疗原则是什么？

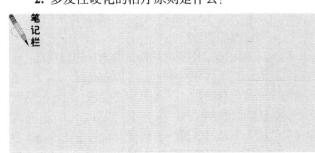

（占克斌）

见习七（2）　视神经脊髓炎

【见习要求】

1. 掌握视神经脊髓炎的临床表现、治疗原则及方法。

2. 熟悉视神经脊髓炎的诊断和辅助检查。

【见习时数】　0.5 学时。

【见习准备】

1. 典型患者 1 人/小组。

2. 脑脊液检查报告单一份/小组。脊髓核磁共振片一份/小组。

【见习过程】

1. 讲授病史采集、体格检查要点，学生分组进病房采集病史，并做体格检查，展示脊髓 MRI 片。

2. 学生回示教室汇报病历摘要、阳性体征，提出必要的辅助检查并说明其目的。

3. 学生归纳总结病例特点，作出完整的诊断，并说明诊断依据。

4. 结合患者的具体实际，教师以提问的方式小结。

【病史采集要点】

1. 现病史

（1）发病情况：起病方式（多为急性或亚急性起病）？

（2）部分患者在发病前数日至数周可有低热、头痛、咽痛、眩晕、全身不适、恶心、腹泻等症状。

（3）主要症状：多数患者起病初有眼眶或眼球疼痛，继之单眼或双眼视力进行性下降，严重者可完全失明。脊髓症状可表现为肢体麻木和无力、大小便障碍，常有痛性痉挛发作。

（4）伴随症状：是否有大小便障碍？

（5）诊疗情况：在何处就诊过？做过何种检查？用何药物及疗效如何？

（6）一般情况：精神、体力、饮食、大小便如何？

2. 其他相关病史

（1）有无药物过敏史。

（2）病前有无有感染和疫苗接种史。

【体查要点】

1. 测量体温、血压，观察神志、瞳孔的大小及光反射。

2. 注意有无眼肌麻痹，复视、视力下降。

3. 注意有无脊髓体征，是否有受损平面以下感觉、运动和括约肌功能障碍。

【辅助检查报告单展示】

1. 视觉诱发电位和体感诱发电位可见异常。

2. 脊髓核磁共振成像可见信号异常。

3. 腰穿脑脊液检查脑脊液外观正常，压力不高。脑脊液单个核细胞数轻度增多，较多发性硬化显著。脑脊液蛋白轻度增高或正常。

【知识精要】

1. 临床特点

(1) 症状: 任何年龄均可发病, 平均年龄 39 岁, 男女比例 (5~10) : 1。单侧或双侧视神经炎及急性脊髓炎是本病主要表现。具有缓解复发交替的病程特征。大多为急性或亚急性起病。部分患者在发病前数日至数周可有感冒、腹泻等症状。可先后或同时出现视神经和脊髓损害的症状。患者双侧视神经可先后或同时受累。表现为单眼或双眼视力进行性下降, 严重者可完全失明。脊髓症状可表现为肢体麻木和无力、大小便障碍, 常有痛性痉挛发作; 部分 NMO 患者可伴有其他自身免疫性疾病, 如系统性红斑狼疮、干燥综合征、混合结缔组织病、重症肌无力、甲状腺功能亢进等。

(2) 体征: ①眼部体征: 不同程度的视力下降、生理盲点扩大、视盘炎、继发性视盘萎缩、球后视神经炎、原发性视盘萎缩等表现; ②脊髓体征: 临床上可表现受损平面以下感觉、运动和括约肌功能障碍, 颈髓病变可见霍纳征。

2. 辅助检查

(1) 视觉诱发电位和体感诱发电位可见异常, 对诊断和鉴别有重要的指导意义。

(2) 脊髓核磁共振成像可见信号异常, 对确定病变的部位和范围价值较大。

(3) 脑脊液: 细胞数增多显著, 约 1/3 的单相病程及复发性患者 MNC>50×10^6, 复发型患者 CSF 蛋白增高明显, 脑脊液蛋白电泳可检出寡克隆带, 但检出率较 MS 低。

(4) 血清 NMO-IgG (AQP4 抗体) NMO 血清 AQP4 抗体多为阳性, 而 MS 多为阴性, 为鉴别 NMO 与 MS 的依据之一。

3. 诊断

（1）临床表现：急性脊髓横贯性损伤或播散性脊髓炎，单侧以及双侧同时或先后出现视神经炎。

（2）核磁共振成像视神经和脊髓可见信号异常，视觉诱发电位异常。NMO-IgG 血清检查阳性。

4. 鉴别诊断

（1）急性播散性脑脊髓炎：是具有广泛性分散病灶的急性脱髓鞘脑病，病前多有感染和疫苗接种史，表现为发热、昏睡或昏迷，与视神经脊髓炎不同。

（2）单纯性球后视神经炎：多损害单眼，视神经脊髓炎早期眼部症状易与之混淆，但视神经脊髓炎常两眼先后受累，并有脊髓病损和缓解-复发。

（3）脊髓型颈椎病：与视神经脊髓炎均可表现进行性痉挛性截瘫伴后索损害，但脊髓型颈椎病无视力障碍，鉴别有赖于脊髓核磁共振检查。

5. 治疗

（1）甲基泼尼松龙常用 1000mg/d，静脉滴注，3～5 日为一疗程；剂量阶梯依次减半，继之用泼尼松 1mg/（kg·d）口服，逐渐减量。

（2）血浆置换可使约半数皮质类固醇治疗无效的患者改善症状。

（3）康复期治疗同多发性硬化。

6. 预后　　NMO 的临床表现较 MS 严重，复发型 NMO 预后差，多数 NMO 早期的年复发率高于 MS，导致全盲或截瘫等严重残疾。

【复习思考题】

1. 视神经脊髓炎的临床表现和治疗原则是什么？

2. 视神经脊髓炎和多发性硬化的主要鉴别要点是什么？

笔记栏

（占克斌）

见习七（3） 帕金森病（PD）

【见习要求】

1. 掌握帕金森病的临床表现、治疗原则及方法。

2. 熟悉帕金森病的诊断。

【见习时数】　1.5 学时。

【见习准备】　典型患者 1 人/小组。

【见习过程】

1. 讲授病史采集、体格检查要点，学生分组进病房采集病史，并做体格检查。

2. 学生回示教室汇报病历摘要、阳性体征，提出必要的辅助检查并说明其目的。

3. 学生归纳总结病例特点，作出完整的诊断，并说明诊断依据。

4. 结合患者的具体实际，教师以提问的方式小结。

【病史采集要点】

1. 现病史

（1）发病情况：缓慢起病，逐渐加重。

（2）主要症状：一侧或两侧肢体缓慢出现静止性震

颤，常为首发症状，头、下颌、口唇及舌亦可受累；一侧或两侧肢体出现发紧发硬感；动作缓慢、笨拙，走路下肢沉重，出现拖步。

（3）伴随症状：是否有出汗增多，流涎及顽固性便秘，抑郁、焦虑及不同程度的智能障碍？

（4）诊疗情况：曾在何处就诊？做过何种检查？用何药物及疗效如何？

（5）一般情况：精神、体力、饮食、大小便如何？

2. 其他相关病史

（1）有无药物过敏史。

（2）既往有无如脑炎、中毒、颅脑外伤、应用药物史、动脉硬化和脑血管意外等病史。

【体查要点】

1. 注意观察有无"面具脸"、姿势步态异常。

2. 注意有无震颤及性质、程度。

3. 注意有无肌强直及性质。

4. 注意有无始动困难和运动迟缓、精细动作困难。

【辅助检查报告单展示】

1. 头颅 CT 和 MRI　可为正常或有不同程度的脑萎缩改变，表现为蛛网膜下腔及脑沟增宽、脑室扩大。

2. 生化检查　采用高效液相色谱可检测到脑脊液和尿中高香草酸（HVA）含量减少。

3. PET 或 SPECT 功能显像检查　可发现 PD 患者脑内 DAT 功能显著降低。

【知识精要】　帕金森病的概念：帕金森病又名震颤麻痹，是一种常见于中老年的神经系统变性疾病，临床上以静止性震颤、运动迟缓、肌强直和姿势平衡障碍为主要特征。

病因及发病机制：主要病例改变为黑质多巴胺能神

经元变性死亡，主要包括：①环境因素；②遗传因素；③神经系统老化；④多因素交互作用。

1. 临床特点

（1）症状

1）PD 主要是中老年发病，40 岁以前发病少见。起病隐匿，缓慢进展。

2）一侧或两侧肢体缓慢出现震颤、常为首发症状，由一侧上肢远端开始，继之扩展至同侧下肢及对侧上、下肢；头、下颌、口唇及舌亦可受累。

3）一侧或两侧肢体出现发紧发硬感。

4）动作缓慢、笨拙，走路下肢沉重，出现拖步。

5）可出现出汗增多，流涎及顽固性便秘。

6）部分患者可有抑郁、焦虑及不同程度的智能障碍。

（2）体征

1）静止性震颤：呈"搓丸样"动作。震颤在静止休息时出现，随意运动时减少或消失，情绪激动或精神紧张时明显，睡眠时消失。

2）肌强直：多自一侧上肢近端开始，以后扩展至全身，为铅管样强直。伴有震颤，为齿轮样强直。

3）运动迟缓：随意动作减少，幅度变小，主动运动缓慢；面部无表情，呈面具脸；上肢不能做精细动作，穿衣扣纽扣困难。

4）姿势和步态异常：站立时头、躯干向前俯曲，四肢微屈，行走时上肢正常的前后摆动消失，起步困难，步伐小，但迈步后向前冲，呈特殊的慌张步态；说话缓慢，语音单调、低沉或含糊不清。

2. 辅助检查

（1）生化检查：采用高效液相色谱可检测到脑脊液

和尿中高香草酸（HVA）含量减少。

（2）PET 或 SPECT 功能显像检查：可发现 PD 患者脑内 DAT 功能显著降低。

3. 诊断

（1）中老年发病，缓慢进行性病程。

（2）必备运动迟缓及至少具备静止性震颤、肌强直或姿势平衡障碍中的一项，偏侧起病。

（3）左旋多巴治疗有效。

（4）排除其他可引起锥体外系症状的疾病。

4. 鉴别诊断

（1）特发震颤：①震颤在随意运动时加重，静止时减轻；②约 1/3 的患者有家族史；③肌张力正常；④饮酒或用普萘洛尔（心得安）治疗可使震颤显著减轻；⑤用苯海索（安坦）等抗帕金森病药无效。

（2）帕金森综合征：①有明确的病因，如脑炎、中毒、颅脑外伤、应用药物史；②有相应原发病的症状体征。

（3）多系统萎缩（MSA）：①纹状体黑质变性（SND）：累及尾状核、壳核和苍白球，较罕见。兼有锥体系、小脑、自主神经症，运动迟缓、肌强直及震颤不明显，左旋多巴疗效差；②Shy-Drager 综合征（SDS）：自主神经症状最突出，直立性低血压，性功能障碍和排尿障碍；③橄榄脑桥小脑萎缩（OPCA）：小脑及锥体系症状最突出，MRI 显示小脑和橄榄体萎缩。

5. 治疗

（1）保护性治疗：目的是延缓疾病进展，原则上，PD 一旦被确诊就应及早予以保护性治疗。主要用药：单胺氧化酶 B 型抑制剂。

（2）症状性治疗：疾病早期无需特殊治疗，如果疾病影响患者的日常生活和工作能力则需药物治疗。

1）抗胆碱能药物：对震颤和强直有效，对运动迟缓疗效较差，主要适用于震颤明显且年轻患者，老年患者慎用，闭角型青光眼及前列腺肥大患者禁用，主要副作用又口干、视物模糊、便秘、排尿困难、影响智能、严重者又幻觉、妄想。①苯海索（安坦）1～2mg 口服，每天 3 次。②丙环定（开马君）2.5 mg 口服，3 次/日。

2）金刚烷胺：此药对强直、震颤及运动减少有效，用法为 100mg/次，一天 2 次口服。

3）左旋多巴及复方多巴替代疗法：左旋多巴是治疗 PD 最有效的药物，可改善 PD 所有临床症状，特别是对运动减少有效。

A. 左旋多巴：0.25g，2～3 次/日，以后可根据患者耐受性，酌情渐增。

B. 复方多巴：美多巴，开始时 2.5mg（1/4 片），每日 2～3 次，可视症状控制情况增至 125mg，2～3 次/日；最大不应超过 250mg，3～4 次/日。

C. 复方多巴控释片或缓释剂：有息宁控释片和美多巴缓释剂。

4）多巴胺能受体激动剂：年轻患者早期可单用，中晚期帕金森病患者与复方多巴合用。有溴隐亭、甲磺酸培高利特等药物。

5）中药或针灸有一定的辅佐作用，需与西药合用，单用疗效不理想。

6）外科治疗：在系统的药物治疗后疗效不理想可考虑手术治疗。

A. 苍白球或丘脑底核毁损或切除术。

B. 脑深部电刺激（DBS）。

C. 细胞移植术。

7）康复治疗：包括语音、进食训练，面部肌肉和肢体功能的锻炼等。

6. 预后 本病是一种慢性进展性疾病，无法治愈。在临床上常采用 Hoehn-Yahr 分级法记录病情轻重。患者运动功能障碍的程度及对治疗的评判常采用统一帕金森病评分量表。多数患者在疾病的前几年可继续工作，但数年后逐渐丧失工作能力。至疾病晚期，由于全身僵硬、活动困难、终至不能起床，最后常死于肺炎等各种并发症。

【复习思考题】

1. 帕金森病有哪些主要的临床表现？

2. 帕金森病有哪些治疗方法？

笔记栏

（占克斌）

见习七（4） 肝豆状核变性（WD）

【见习要求】 掌握肝豆状核变性的临床表现、诊断、治疗方法。

【见习时数】 0.5 学时。

【见习准备】

1. 典型患者 1 人或典型病例 1 份/小组。

2. 肝功能报告 1 份，头颅 CT 或 MRI 片 1 份。

【见习过程】

1. 讲授病史采集、体格检查要点，学生分组进病房采集病史，并做体格检查。

2. 学生回示教室汇报病历摘要、阳性体征，提出必要的辅助检查并说明其目的；教师展示肝功能报告单和头颅 CT 或 MRI 片。

3. 学生归纳总结病例特点，作出完整的诊断，并说明诊断依据。

4. 结合患者的具体实际，教师以提问的方式小结。

【病史采集要点】

1. 现病史

（1）起病缓慢。

（2）发病年龄。

（3）主要症状：锥体外系受损的症状、精神症状、肝脏症状。

（4）伴随症状：是否有抽搐、走路不稳、呕血、贫血等。

（5）诊疗情况：在何处就诊过？做过何种检查？用何药物及疗效如何？

（6）一般情况：精神、体力、饮食、大小便如何？

2. 其他相关病史

（1）有无药物过敏史。

（2）既往有无如肝炎病史。

（3）有无阳性家族史。

【体查要点】

1. 注意观察皮肤颜色有无改变、角膜有无 K-F 环。

2. 注意有无锥体外系受损的体征及性质、程度。

3. 注意有无智力障碍、共济平衡和语言障碍。

4. 腹部的视、触、叩、听。

【辅助检查报告单展示】

1. 血清铜和铜蓝蛋白（CP）水平降低，血清 CP＜0.2g/L，CP 氧化酶活力＜0.2 光密度。

2. 肝功能异常。

3. 头颅 CT 和 MRI：CT 显示双豆状核区低密度；MRI 可见 T1 低信号，T2 高信号。

【知识精要】

1. 临床特点

（1）常在儿童期或青少年时发病，男稍多于女，症状常缓慢发展。

（2）神经及精神异常：20 岁以前起病表现为肌张力障碍和帕金森综合征等，年龄更大这多表现震颤、舞蹈样或投掷样动作。精神异常包括情感障碍、行为或人格异常。

（3）眼部异常：双眼常见角膜色素环即 K-F 环。

（4）肝脏异常：肝脏受累导致慢性肝硬化，可伴脾脏大、上消化道出血或突发性肝功能衰竭。

2. 辅助检查

（1）血清铜和铜蓝蛋白（CP）水平降低是本病重要的诊断依据。

（2）血清铜降低，尿铜显著增加，肝铜量被认为是诊断 WD 的金标准之一。

（3）肝肾功能损害。

（4）神经影像学检查 MRI 优于 CT。

3. 诊断　临床诊断主要根据 4 条标准：①肝病史或肝病征/锥体外系征；②血清铜蓝蛋白（CP）明显降低和/或肝铜增高；③角膜 K-F 环；④阳性家族史。

符合①②③或①②④为确诊的 WD；符合①③④为很可能的典型 WD；符合②③④为很可能的症状前 WD；

如符号 4 条中 2 条为可能的 WD。

4. 鉴别诊断

（1）急性、慢性肝炎，肝硬化。

（2）小舞蹈病。

（3）帕金森病。

（4）扭转痉挛。

5. 治疗

（1）应限制含铜多的饮食。

（2）药物治疗

1）*D*-青霉胺：为本病的首选药物，是铜的螯合剂。成人 1～1.5g/d 口服，儿童 20mg/（kg·d），分三次服，需终生用药。

2）硫酸锌和四环硫代钼等络合剂。

（3）对症治疗。

（4）手术治疗。

6. 预后　本病早期诊断病早期驱铜治疗，一般较少影响生活质量和生存期，少数病情严重者预后不良。

【复习思考题】

1. 肝豆状核变性有哪些主要的临床表现？

2. 肝豆状核变性的临床治疗方法？

笔记栏

（占克斌）

见习八（1） 阿尔茨海默病（AD）

【见习要求】

1. 掌握阿尔茨海默病的临床表现、诊断、鉴别诊断、治疗与预防。

2. 熟悉阿尔茨海默病的病因、发病机制。

【见习时数】 1学时。

【见习准备】 典型患者：1人/小组。

【见习过程】

1. 讲授病史采集、体格检查要点，学生分组进病房采集病史，并做体格检查。

2. 学生回示教室汇报病历摘要、阳性体征，提出必要的辅助检查并说明其目的。

3. 学生归纳总结病例特点，作出诊断，并说明诊断依据。

4. 结合患者的具体实际，教师以提问的方式小结。

【病史采集要点】

1. 现病史

（1）发病情况：通常隐匿起病，持续进行性发展。

（2）发病的原因或诱因：可分为家族性 AD 和散发性 AD。

（3）主要症状：主要表现为认知功能减退和非认知性神经精神症状。

（4）按照最新分期：AD 包括两个阶段：痴呆前阶段和痴呆阶段

（5）病情演变：有无缓解或加重。

（6）诊疗情况：在何处就诊过？做过何种检查？用何药物及疗效如何？

（7）一般情况：精神、体力、饮食、大小便如何？

2. 其他相关病史

（1）有无药物过敏史。

（2）有无类似病史。

（3）有无家族史。

【辅助检查报告单展示】

1. 实验室检查 CSF 检查可发现 Aβ42 水平降低，总 tau 蛋白和磷酸化 tau 蛋白增高。

2. 脑电图 AD 的早期脑电图改变主要是波幅降低和 α 节律减慢。

3. 影像学 CT 检查见脑萎缩、脑室扩大；头部 MRI 检查显示的双侧颞叶、海马萎缩。

4. 神经心理学检查 对 AD 的认知评估领域应包括记忆功能、言语功能、定向力、应用力、注意力、知觉（视、听、感知）和执行功能七个领域。

5. 基因检查 有明确家族史的患者可进行 APP、PS1、PS2 基因检测，突变的发现有助于确诊。

【知识精要】

1. AD 的临床诊断标准

（1）很可能的 AD 痴呆

1）核心临床标准：①符合痴呆诊断标准；②起病隐匿，症状在数月至数年中逐渐出现；③有明确的认知损害病史；④表现为遗忘综合征（学习和近记忆下降，伴 1 个或 1 个以上其他认知领域损害）或者非遗忘综合征。

2）排除标准：①伴有与认知障碍发生或恶化相关的卒中史，或存在多发或广泛脑梗死，或存在严重的白质病变；②有路易体痴呆的核心症状；③有额颞叶痴呆的显著特征；④有原发性进行性失语的显著体征；⑤有其他引起进行性记忆和认知功能损害的神经系统疾病，或药物过量或滥用的证据。

3）支持标准：①在以知情人提供和正规神经心理测验得到的信息为基础的评估中，发现进行性认知下降的证据；②找到致病基因（APP、PS1 和 PS2）突变的证据。

（2）可能的 AD 痴呆

1）非典型过程：符合很可能的 AD 痴呆诊断标准的第 1 条和第 4 条，但认知障碍突然发生，或病史不详，或认知进行性下降的客观证据不足。

2）满足 AD 痴呆的所有核心临床标准，但具有以下证据：①伴有与认知障碍发生或恶化相关的卒中史，或存在多发或广泛脑梗死，或存在严重的白质病变；②有其他疾病引起的痴呆特征，或痴呆症状可用其他疾病和原因解释。

2. 辅助检查　见【辅助检查报告单展示】。

3. 诊断

（1）通常隐匿起病，持续进行性发展。

（2）常有家族史，表现为认知功能减退和非认知性神经精神症状。

（3）符合相关辅助检查标准。

（4）符合 AD 的临床诊断标准。

4. 鉴别诊断

（1）血管性痴呆（VD）：AD 与 VD 在临床表现上有不少类似之处，但病因、病历大相径庭，治疗和预后也不相同。VD 常常相对突然起病（以天到周记），呈波动性进程，这在反复发生的皮质和皮质下损害的患者（多发性梗死性痴呆）中常见。

（2）额颞叶痴呆（FTD）：FTD 的形态学特征是额极和颞极的萎缩。但疾病早期，这些改变并不明显，随着疾病的进展，MRI、SPECTCT 等检查上才可见典型的局限性脑萎缩和代谢低下。

（3）路易痴呆（DLB）：DLB 患者与 AD 相比，回忆及再认功能均相对保留，而言语流畅性、视觉感知及操作任务的完成等方面损害更为严重。

（4）帕金森痴呆（PDD）：PDD 指帕金森患者的认知损害达到痴呆的程度。相对其他认知领域的损害，PDD 患者的执行功能受损尤其严重。PDD 患者的短时记忆、长时记忆能力均有下降，但严重程度比 AD 轻。

5. AD 患者的治疗

AD 患者认知功能衰退目前治疗困难，综合治疗和护理有可能减轻病情和延缓发展。

（1）生活护理：包括使用某些特定的器械等。有效的护理能延长患者的生命及改善患者的生活质量，并能防止摔伤、外出不归等意外的发生。

（2）非药物治疗：包括职业训练、音乐治疗等。

（3）药物治疗

1）改善认知功能：胆碱能制剂：目前由于改善认知功能的药物主要是胆碱能制剂。NMDA 受体拮抗剂：美金刚能够调节谷氨酸活性的作用，现已用于中晚期 AD 患者的治疗。

2）控制精神症状：很多患者在疾病的某一阶段出现精神症状，如幻觉、妄想、抑郁、焦虑、激越等，可给予抗抑郁药物和抗精神病药物。

（4）支持治疗：重度患者自身生活能力严重减退，常导致营养不良、肺部感染、泌尿系感染、压疮等并发症，应加强支持治疗和对症治疗。

6. 预后 AD 患者病程为 5～10 年，少数患者可存活 10 年或更长时间，多死于肺部感染、泌尿系统感染及压疮等并发症。

笔记栏

（占克斌）

见习八（2） 偏 头 痛

【见习要求】

1. 掌握偏头痛的临床表现、诊断、鉴别诊断、治疗与预防。

2. 熟悉偏头痛的病因、发病机制。

【见习时数】 1学时。

【见习准备】 典型患者：1人/小组。

【见习过程】

1. 讲授病史采集、体格检查要点，学生分组进病房采集病史，并做体格检查。

2. 学生回示教室汇报病历摘要、阳性体征，提出必要的辅助检查并说明其目的。

3. 学生归纳总结病例特点，作出诊断，并说明诊断依据。

4. 结合患者的具体实际，教师以提问的方式小结。

【病史采集要点】

1. 现病史

（1）发病情况：常急骤起病、发作性。

（2）发病的原因或诱因：常与遗传、内分泌代谢因素、饮食及精神因素等有关。

（3）主要症状：头痛的时间、部位、性质、发作的频率、严重程度、持续时间、缓解及加重的原因。

（4）先兆症状：有无视觉或其他先兆症状。

（5）伴随症状：有无恶心、呕吐、畏光、畏声、抑郁和倦怠等前驱症状。

（6）病情演变：有无缓解或加重。

（7）诊疗情况：在何处就诊过？做过何种检查？用何药物及疗效如何？

（8）一般情况：精神、体力、饮食、大小便如何？

2. 其他相关病史

（1）有无药物过敏史。

（2）有无类似病史。

（3）有无家族史。

【专科检查】

1. 典型偏头痛发作期有时可见颞动脉突出，普通型偏头痛发作时常有头皮触痛，压迫同侧颈动脉或颞浅动脉可使头痛减轻。

2. 典型偏头痛及普通型偏头痛一般无神经系统阳性体征。

3. 特殊类型偏头痛发作期或头痛消退后可伴有明显神经功能缺损如偏瘫、偏侧感觉障碍、失语或视觉障碍等。

【辅助检查报告单展示】 脑部 CT、MRI、MRA 等检查正常。

【知识精要】

1. 偏头痛的临床特点

（1）症状

1）2/3 以上的患者为女性，早年发病，大多数患者有偏头痛家族史。

2）发作前数小时至数日常伴恶心、呕吐、畏光、畏声、抑郁和倦怠等前驱症状。

3）部分患者有视觉先兆或其他先兆。

4）发作频率从每周至每年1次至数次不等，偶可见持续性发作。

5）一侧颞部或眶后搏动性头痛，也可为全头痛、单或双侧额部头痛及不常见的枕部头痛等。

（2）体征

1）典型偏头痛发作期有时可见颞动脉突出，普通型偏头痛发作时常有头皮触痛。

2）典型偏头痛及普通型偏头痛一般无神经系统阳性体征。特殊类型偏头痛发作期或头痛消退后可伴有明显神经功能缺损如偏瘫、偏侧感觉障碍、失语或视觉障碍等。

2. 偏头痛主要类型

（1）无症状偏头痛：临床最常见的类型。无典型的先兆，常为双侧颞部及眶周疼痛，可为搏动性，疼痛持续时伴颈肌收缩。发作时常有头皮触痛。压迫同侧颈动脉或颞浅动脉可使头痛程度减轻。

（2）有先兆偏头痛：临床典型病例可分3期。

1）先兆期：最常见为视觉先兆，如视野缺损、暗点、闪光，逐渐增大向周围扩散，以及视物变形和物体颜色改变等；其次为躯体感觉先兆，如一侧肢体或（和）面部麻木、感觉异常等；运动先兆较少。

2）头痛期：伴先兆症状同时或随后出现一侧颞部或眶后搏动性头痛，或全头痛、单或双侧额部头痛及不常见的枕部头痛等。常伴恶心、呕吐、畏光或畏声、易激惹；气味恐怖及疲劳感等。可见颞动脉突出，头颈部活动使头痛加重，睡眠后减轻。

3）头痛后期：头痛消退后常有疲劳、倦怠、无力和食欲差等，1～2日即可好转。

A. 伴典型先兆的偏头痛性头痛：为最常见的有先兆偏头痛类型，先兆表现为完全可逆的视觉、感觉或言语症状，但无肢体无力表现。与先兆同时或先兆后60分钟内出现符合偏头痛特征的头痛，即为伴典型先兆的偏头痛性头痛。若与先兆同时或先兆后60分钟内发生的头痛表现不符合偏头痛特征，则称为伴典型先兆的非偏头痛性头痛；当先兆后60分钟内不出现头痛，则称为典型先兆不伴头痛。后两者应注意与短暂性脑缺血性发作相鉴别。

B. 偏瘫性偏头痛：临床少见。先兆除必须有运动无力症状外，还应包括视觉、感觉和言语三种先兆之一，先兆症状持续5分钟至24小时，症状呈完全可逆性，在先兆同时或先兆60分钟内出现符合偏头痛特征的头痛。如在偏瘫性偏头痛患者的一级或二级亲属中，至少有一人具有包括运动无力的偏头痛先兆，则为家族性偏瘫性偏头痛；若无，则称为散发性偏瘫性偏头痛。

C. 基底型偏头痛：先兆症状明显源自脑干和（或）两侧大脑半球，临床可见构音障碍、眩晕、耳鸣、听力减退、复视、双眼鼻侧及颞侧视野同时出现视觉症状、共济失调、意识障碍、双侧同时出现感觉异常，但无运动无力症状。在先兆同时或先兆60分钟内出现符合偏头痛特征的头痛，常伴恶心、呕吐。

（3）视网膜性偏头痛：为反复发生的完全可逆的单眼视觉障碍，包括闪烁、暗点、失明，并伴偏头痛发作，在发作期间眼科检查正常。

（4）常为偏头痛前驱的儿童周期性综合征：可视为偏头痛等位症，临床可见周期性呕吐、反复发作的腹部疼痛伴恶心、呕吐。

3. 辅助检查

（1）头颅 CT、MRI、MRA 正常。

（2）脑电图：正常。

（3）腰椎穿刺检查：脑脊液检查正常。

4. 诊断

（1）无先兆偏头痛诊断标准

1）符合（2）～（4）特征的至少 5 次发作。

2）头痛发作（未经治疗或治疗无效）持续 4～72 小时。

3）至少有下列中的 2 项头痛特征：①单侧性；②搏动性；③中或重度头痛；④日常活动（如步行或上楼梯）会加重头痛，或头痛时会主动避免此类活动。

4）头痛过程中至少伴有下列 1 项：①恶心和（或）呕吐；②畏光和畏声。

5）不能归因于其他疾病。

（2）伴典型先兆的偏头痛性头痛诊断标准

1）符合（2）～（4）特征的至少两次发作。

2）先兆至少有下列中的 1 种表现，但没有运动无力症状：①完全可逆的视觉症状，包括阳性表现（如闪光、亮点或亮线）和（或）阴性表现（如视野缺损）；②完全可逆的感觉异常，包括阳性表现（如针刺感）和（或）阴性表现（如麻木）；③完全可逆的言语功能障碍。

3）至少满足以下 2 项：①同向视觉症状和（或）单侧感觉症状；②至少 1 个先兆症状逐渐发展的过程≥5 分钟，和（或）不同的先兆症状接连发生，过程≥5 分钟；③每个先兆症状持续 5～60 分钟。

4）在先兆症状同时或在先兆发生后 60 分钟内出现头痛，头痛符合无先兆偏头痛诊断标准中的（2）～（4）项。

5）不能归因于其他疾病。

5. 鉴别诊断

（1）丛集性头痛：有反复密集发作的特点。发病年龄平均 25 岁，男性多见。始终为单侧眼眶周围头痛，并在同侧再发。常因饮酒或应用血管扩张药诱发。发作时用肾上腺皮质激素最有效，亦可吸氧、镇痛等治疗。

（2）血管性头痛：无典型偏头痛发作过程，部分病例有局限性神经功能缺失体征，癫痫发作或认知功能障碍，颅脑 CT、MRI 及 DSA 检查可显示病变。

（3）痛性眼肌麻痹：是海绵窦特发性炎症伴头痛和眼肌麻痹。壮年多见。头痛发作常表现眼球后及眶周的顽固性胀痛、刺痛和撕裂样疼痛，常伴恶心和呕吐，数日后出现疼痛侧动眼、滑车或外展神经麻痹。皮质类固醇如泼尼松治疗有效。

（4）偏头痛性梗死：根据偏头痛渐进性病程和自发消退两个特点可与脑卒中区别。

6. 急性发作期的治疗 急性偏头痛发作常用止痛剂：如对乙酰氨基酚、萘普生、布洛芬等。无效可用麦角制剂或曲普坦类。

（1）曲普坦类：舒马普坦、佐米普坦等。

（2）镇静药：如苯二氮卓类。

（3）麦角类：麦角胺 1.0～2.0mg 口服，或 2.0mg 舌下或栓剂直肠给药；或双氢麦角胺 0.25～0.5mg 肌肉或静脉注射；有恶心、呕吐、周围血管收缩等副反应，经常大量服用可引起高血压和肢体缺血性坏死。

7. 预防性治疗 频繁发作，尤其每周发作 1 次以上严重影响正常生活和工作，可酌情选用下列药物：

（1）β 受体阻滞剂：普萘洛尔（心得安）10～20mg，2～3 次/日；逐渐增加剂量，以心率不低于 60 次/分钟为限。有哮喘、房室传导阻滞和心力衰竭病史者禁用。

（2）抗抑郁药：可用阿米替林、丙咪嗪、舍曲林和氟西汀等。

（3）抗癫痫药：如丙戊酸、卡马西平等。应逐渐加量，妊娠时禁忌。

（4）钙通道拮抗剂：对普通型和典型偏头痛均有效。氟桂利嗪 5mg 口服，每晚 1 次；尼莫地平 20～40mg 口服，2～3 次/日。

8. 预后　大多数偏头痛患者的预后良好、偏头痛可能随年龄的增长而症状逐渐缓解，部分患者可在 60～70 岁时偏头痛不再发作。

【复习思考题】

1. 简答题

（1）典型偏头痛及普通偏头痛的主要临床特征有哪些？如何治疗？

（2）偏头痛如何与丛集性头痛鉴别？

2. 病例分析　找一偏头痛病例，要求做出以下分析：

（1）诊断及诊断依据。

（2）鉴别诊断。

（3）进一步检查。

（4）治疗原则。

笔记栏

（占克斌）

见习八（3）　重症肌无力（MG）

【见习要求】

1. 掌握重症肌无力的临床表现、诊断、鉴别诊断和治疗。

2. 熟悉重症肌无力的病因、发病机制。

【见习时数】　1学时。

【见习准备】

1. 典型患者：1人/小组。

2. 典型胸腺瘤 CT 片一份/小组。

【见习过程】

1. 讲授病史采集、体格检查要点，学生分组进病房采集病史，并做体格检查。

2. 学生回示教室汇报病历摘要、阳性体征，提出必要的辅助检查并说明其目的。

3. 学生归纳总结病例特点，作出诊断，并说明诊断依据。

4. 结合患者的具体实际，教师以提问的方式小结。

【病史采集要点】

1. 现病史

（1）发病情况：常隐袭起病。

（2）发病的原因或诱因：感染、妊娠和月经前常导致病情恶化，精神创伤、过度疲劳可诱发。

（3）主要症状：眼外肌麻痹常为首发症状。有无上睑下垂、斜视和复视，有无眼球运动受限等；有无吞咽困难、饮水呛咳、声音嘶哑或讲话鼻音；有无面部皱纹减少、表情困难；有无抬头困难、肢体无力；有无咳嗽无力、呼吸困难等。症状有无晨轻暮重波动性变化。

（4）病情演变：有无缓解或加重？有无呼吸困难？

（5）诊疗情况：在何处就诊过？做过何种检查？用何药物及疗效如何？

（6）一般情况：精神、体力、饮食、大小便如何？

2. 其他相关病史

（1）有无药物过敏史。

（2）有无甲亢、系统性红斑狼疮、类风湿性关节炎、恶性贫血、天疱疮等病史。

（3）有无家族史。

（4）有无使用奎宁、奎尼丁、普鲁卡因胺、青霉胺、普萘洛尔（心得安）、苯妥因、四环素及氨基糖苷类抗生素等药物。

【专科检查】

1. 受累肌肉无力，疲劳试验阳性，休息后好转。

2. 感觉检查正常。

3. 严重者可出现呼吸困难。

【辅助检查报告单展示】

1. 血、尿和脑脊液常规检查正常。

2. 胸部 X 线或 CT 平扫可发现胸腺瘤。

3. 电生理检查：3Hz 或 5Hz 重复电刺激出现衰减反应。

4. 血 AChR-Ab 滴度增高。

【知识精要】

1. 重症肌无力的临床特点

（1）症状

1）受累的骨骼肌无力，容易疲劳，活动后加重、休息后减轻，有晨轻暮重的特点。

2）常常合并有其他免疫性疾病，如甲亢等。

3）严重者出现危象。

（2）体征

1）肌肉疲劳试验阳性。

2）眼肌型患者常常出现上眼睑下垂，严重患者出现眼球活动受限、斜视和复视。

3）延髓肌受累者出现吞咽困难，喝水返呛，讲话呈鼻音，声音嘶哑。

4）面肌受累时面部皱纹减少、表情困难、闭眼和示齿无力。

5）呼吸肌、膈肌受累时咳嗽无力、呼吸困难。

6）颈肌受累时抬头困难。

7）严重时肢体无力，但很少单独出现，一般上肢重于下肢，近端重于远端。

（3）危象：指急骤发生延髓肌和呼吸肌无力，以致不能维持换气功能。

临床上根据危象发生的原因分为：

1）肌无力危象：疾病发展和抗胆碱酯酶药物剂量不足所致，滕喜龙注射后症状减轻。

2）胆碱能危象：由于抗胆碱酯酶药物过量导致。肌无力加重，出现肌束震颤及毒蕈碱样反应，滕喜龙注射无效或加重，伴多汗、苍白、流涎、恶心、呕吐、腹绞痛和瞳孔缩小等。

3）反拗性危象：患者对抗胆碱酯酶药不敏感所致。滕喜龙试验无反应。

（4）临床分型

1）成年型 Osserman 分型

Ⅰ型：眼肌型，仅眼肌受累。

ⅡA 型：轻度全身型，进展缓慢，无危象，可合并眼肌受累，对药物敏感。

ⅡB 型：中度全身型，骨骼肌和延髓肌严重受累，无危象，药物敏感性欠佳。

Ⅲ型：重症急进型，症状危重，进展迅速，数周至数月内达到高峰，胸腺瘤高发。可发生危象，药效差，常需气管切开或辅助呼吸，死亡率高。

Ⅳ型：迟发重症型，症状同Ⅲ型，从Ⅰ型发展为ⅡA、ⅡB型，经2年以上的进展期逐渐发展而来。

Ⅴ型：少数患者肌无力伴肌萎缩。

2）儿童型

A. 新生儿型：患儿出生后即哭声低、吸吮无力、肌张力低、动作减少。

B. 先天性肌无力综合征：出生后短期内出现持续眼外肌麻痹，常有阳性家族史，但其母未患MG。

3）少年型：多在10岁后发病，多为单纯眼外肌麻痹，部分伴吞咽困难及四肢无力。

2. 辅助检查

（1）血、尿常规检查：正常。

（2）胸腺检查：X线和CT平扫可发现胸腺瘤，常见于40岁以上患者。

（3）电生理检查：可发现神经肌肉传递障碍，全身型MG患者3Hz或5Hz重复电刺激出现衰减反应，眼肌型阳性率低，正常不能排除诊断；单纤维肌电图显示颤抖增宽和/或阻滞。

（4）血清AChR-Ab滴度测定：MG患者AChR-Ab滴度增高，有时临床可见患者抗体滴度与临床症状不一致。约85%的胸腺瘤患者早期即可见肌纤蛋白（如肌凝蛋白、肌球蛋白、肌动蛋白）抗体。

3. 诊断

（1）病变主要侵犯骨骼肌。

（2）症状的波动性及晨轻暮重特点。

（3）服用抗胆碱酯酶药物有效。

（4）诊断性试验。

1）疲劳试验（Jolly 试验）：受累肌肉重复活动后使肌无力明显加重。

2）AChR-Ab 滴度测定：增高支持 MG 的诊断，特异性可达 99%，敏感性为 88%；但滴度正常不能排除诊断。

3）神经重复电刺激检查：分别用低频（≤5Hz）和高频（10Hz 以上）重复刺激尺神经、腋神经或面神经，如出现动作电位波幅递减 10%以上为阳性。约 80%MG 患者在低频刺激时出现阳性反应。应停用抗胆碱酯酶药24 小时后检查，否则可出现假阴性。

4）抗胆碱酯酶药物试验：①新斯的明试验：新斯的明 1～2mg 肌注，20 分钟后肌力改善为阳性，可持续 2 小时；如出现流涎增多、腹泻和恶心等毒蕈碱样反应时可予阿托品 0.4mg 肌注拮抗。②滕喜龙试验：滕喜龙10mg 用注射用水稀释至 1ml，静脉注射，先给予 2mg 试验剂量，如可耐受在 30 秒内注射其余 8mg；30 秒内观察肌力的改善，并持续约 5 分钟，症状迅速缓解为阳性。

4. 鉴别诊断

（1）肌无力综合征：常见于中老年男性肺癌患者，短暂用力后肌力增加，持续收缩后疲劳，神经重复电刺激可确诊。

（2）肉毒杆菌中毒：有明确的病史，及时给予盐酸胍治疗及静注葡萄糖和生理盐水有效。

（3）进行性肌营养不良：常起病慢或伴肌肉压痛，病情无明显波动。近端肌力减退明显以及血清 LDH、CPK 等酶活性增高予以区别。

（4）多发性肌炎：主要有肌痛、皮肤损害、发热等，可以合并其他脏器的病变，有血沉增高、血肌酶谱增高以及肌电图的改变。

（5）延髓麻痹：有舌肌萎缩、肌束颤动、强哭、强笑等情感障碍，以及抗胆碱酯酶药物无效等予以鉴别。

5. 治疗

（1）胸腺治疗：①胸腺切除；②胸腺放射治疗。

（2）药物治疗

1）抗胆碱酯酶药：临床常用溴吡斯的明，常用 60～120mg 口服，3～4 次/日。根据患者症状确定个体化剂量，若患者吞咽困难可在餐前 30 分钟服药，如晨起行走无力可起床前服长效溴吡斯的明 180mg。可有腹痛、腹泻、恶心、呕吐、流涎、支气管分泌物增多、流泪、瞳孔缩小和出汗等毒蕈碱样副作用，预先给予阿托品 0.4mg 可减轻副作用。少数患者仍可用新斯的明 1～2mg，肌肉注射。

2）皮质类固醇：适用于抗胆碱酯酶药反应较差并已行胸腺切除的患者。由于用药早期肌无力可能加剧，患者应住院治疗。应注意皮质类固醇副作用，如 Cushing 综合征、高血压、糖尿病、胃溃疡、白内障、骨质疏松和戒断综合征等。

A. 冲击疗法：适用于住院危重病例、已用气管插管或呼吸机者，甲泼尼龙 1g/d 静滴，连用 3～5d，随后地塞米松 10～20mg 静脉滴注，1 次/日，连用 7～10 日。临床症状改善后，停地塞米松，改为泼尼松 60～100mg 隔日顿服。当症状基本消失后逐渐减量至 5～15mg 长期维持，至少 1 年。

B. 小剂量递增法：从小剂量开始，隔日每晨顿服泼尼松 20mg，每周递增 10mg，直至隔日每晨顿服 60～80mg，待症状稳定改善 4～5 日后，逐渐减量至隔日 5～15mg 维持数年。

3）免疫抑制剂

A. 环磷酰胺：成人口服每次 50mg，2～3 次/日；儿童口服 3～5mg/（kg·d）。

B. 硫唑嘌呤：口服每次 25～100mg，2 次/日。

C. 环孢菌素 A：用量为 6mg/（kg·d），口服，总疗程 12 个月。个别患者可发生肾毒性，停药后恢复正常。此外，还可发生恶心、一过性感觉异常、心悸等。

4）血浆置换：用于病情急骤恶化或肌无力危象患者，或胸腺切除术前处理，避免或改善术后呼吸危象。疗效持续数日或数月。该法安全，但费用昂贵。

5）免疫球蛋白：通常剂量为 0.4g/（kg·d），静脉滴注，5 天一疗程，用于各种类型危象。副作用可有头痛、感冒样症状，1～2 日内可缓解。该法较血浆置换简单易行。

6）应避免应用影响神经-肌肉传递功能的药物，如氨基糖苷类抗生素等。

（3）危象的处理：一旦发生危象，出现呼吸肌麻痹，应立即气管切开，用人工呼吸器辅助呼吸。应注意气管切开护理的无菌操作、雾化吸入、及时吸痰，保持呼吸道通畅，防止并发症如肺不张、肺感染等是抢救成功的关键。

1）肌无力危象：应维持呼吸功能、预防感染，直至患者从危象中恢复。

2）胆碱能危象：应立即停用抗胆碱酯酶药，待药物排出后重新调整剂量或改用其他疗法。

3）反拗危象：应停用抗胆碱酯酶药，输液维持或改用其他疗法。

危象是重症肌无力患者最危急的状态，病死率曾为 15.4%～50%，随治疗进展病死率已明显下降。不论何种危象，均应注意确保呼吸道通畅，当经早期处理病情无好转时，应立即进行气管插管或气道切开，应用人工呼吸器辅助呼吸，停用抗胆碱酯酶药物以减少气管内的分泌物；选用有效、足量和对神经-肌肉接头无阻滞作用的抗生素积极控制肺部感染；给予静脉药物治疗。

6. 预后　重症肌无力患者一般预后良好，但危象的死亡率较高。

【复习思考题】

1. 简答题：什么是重症肌无力危象？临床有哪几种类型？如何治疗？

2. 病史采集训练。

3. 病例分析：找一临床重症肌无力病例，要求做出以下分析：

（1）诊断及诊断依据。

（2）鉴别诊断。

（3）进一步检查。

（4）治疗原则。

笔记栏

（占克斌）

见习八（4）　周期性瘫痪

【见习要求】

1. 掌握周期性瘫痪的分型、临床表现、诊断、鉴别诊断和治疗。

2. 熟悉周期性瘫痪的病因、发病机制。

【见习时数】 1学时。

【见习准备】 典型患者：1人/小组。

【见习过程】

1. 讲授病史采集、体格检查要点，学生分组进病房采集病史，并做体格检查。

2. 学生回示教室汇报病历摘要、阳性体征，提出必要的辅助检查并说明其目的。

3. 学生归纳总结病例特点，作出诊断，并说明诊断依据。

4. 结合患者的具体实际，教师以提问的方式小结。

【病史采集要点】

1. 现病史

（1）发病情况：低钾型周期性瘫痪任何年龄均可发病,以20~40岁男性多见,随年龄增长而发病次数减少;高钾型周期性瘫痪多在10岁前起病,男性多见。

（2）发病的原因或诱因：疲劳、饱餐、酗酒、寒冷、精神刺激等均可诱发低钾型周期性瘫痪;饥饿、寒冷、剧烈运动和钾盐摄入可诱发高钾型周期性瘫痪。

（3）主要症状：肢体肌肉对称性不同程度的无力或完全瘫痪,下肢重于上肢、近端重于远端;也可从下肢逐渐累及上肢。

（4）病情演变：有无缓解或加重? 有无呼吸肌麻痹、尿便潴留?

（5）诊疗情况：在何处就诊过? 做过何种检查? 用何药物及疗效如何?

（6）一般情况：精神、体力、饮食、大小便如何?

2. 其他相关病史

（1）有无药物过敏史。

（2）有无甲亢病史。

（3）有无家族史。

【辅助检查报告单展示】 血钾、心电图、肌电图有特异性改变。

【知识精要】

1. 周期性瘫痪主要类型

（1）低钾型周期性瘫痪。

（2）高钾型周期性瘫痪。

（3）正常钾型周期性瘫痪。

2. 临床特点

（1）低钾型周期性瘫痪：常于饱餐后夜间睡眠或清晨起床时发现肢体肌肉对称性不同程度的无力或完全瘫痪，下肢重于上肢、近端重于远端；也可从下肢逐渐累及上肢。瘫痪肢体肌张力低，腱反射减弱或消失。可伴有肢体酸胀、针刺感。脑神经支配肌肉一般不受累，膀胱直肠括约肌功能也很少受累。少数严重病例可发生呼吸肌麻痹、尿便潴留、心动过速或过缓、心律失常、血压下降等情况甚至危及生命。发作持续时间自数小时至数日不等，最先受累的肌肉最先恢复。伴发甲状腺功能亢进者发作频率较高，每次持续时间短，常在数小时至1天之内。甲亢控制后，发作频率减少。

（2）高钾型周期性瘫痪：肌无力从下肢近端开始，然后影响到上肢、甚至颈部肌肉，脑神经支配肌肉和呼吸肌偶可累及，瘫痪程度一般较轻，但常伴有肌肉痛性痉挛。部分患者伴有手肌、舌肌的强直发作，肢体放入冷水中易出现肌肉僵硬。每次发作持续时间短，约数分钟到1小时。发作频率为每天数次到每年数次。多数病例在30岁左右趋于好转，逐渐停止发作。

3. 辅助检查

（1）血钾浓度：低血钾性周期性瘫痪血清钾浓度常低于 3.5mmol/L，间歇期正常；高血钾性周期性瘫痪血清钾水平升高达 7～8mmol/L。

（2）心电图改变：低血钾性周期性瘫痪见 T 波降低，出现 U 波，T 波低平或倒置；高血钾性周期性瘫痪见 T 波升高而尖。

（3）肌电图：低钾性周期性瘫痪示运动电位时限短、波幅低；高钾型周期性瘫痪肌电图可见强直电位。

4. 诊断

（1）低血钾性周期性瘫痪：根据常染色体显性遗传或散发，突发四肢迟缓性瘫痪，近端为主，无脑神经支配肌肉损害，无意识障碍和感觉障碍，数小时至一日内达高峰，结合检查发现血钾降低，心电图低钾性改变，经补钾治疗肌无力迅速缓解等不难诊断。

（2）高血钾性周期性瘫痪：根据常染色体显性遗传家族史，儿童发作性无力伴肌强直，无感觉障碍和高级神经活动异常，血钾增高，可作出诊断。临床表现不典型时，可行诱发试验：①钾负荷试验：口服氯化钾 3～8 克，若服后 30～90 分钟内出现肌无力，数分钟至 1 小时达高峰，持续 20 分钟至 1 天，则有助于诊断。应注意在患者心、肾功能、血钾水平正常并在心电监护下进行。②冷水诱发试验：将前臂浸入 11～13℃水中，若 20～30 分钟诱发肌无力，停止浸冷水 10 分钟后恢复，有助于诊断。

5. 鉴别诊断

（1）重症肌无力：亚急性起病，可累及四肢及脑神经支配肌肉，症状呈波动性，晨轻暮重，病态疲劳。疲劳试验及新期的明试验阳性。血清钾正常，重复神经电刺激波幅递减，抗乙酰胆碱受体抗体阳性可资鉴别。

（2）吉兰-巴雷综合征：本病呈四肢迟缓性瘫痪，远端重于近端，可有周围性感觉障碍和脑神经损伤，脑脊液蛋白-细胞分离现象，肌电图神经源性损伤，可与低钾型周期性瘫痪鉴别。

（3）继发性低血钾、高血钾：有原发病的其他表现可鉴别。

6. 治疗

（1）低血钾性周期性瘫痪：发作时给予 10%氯化钾或 10%枸橼酸钾 40～50ml 顿服，24 小时内再分次口服，一日总量为 10g。也可静脉滴注氯化钾溶液以纠正低血钾状态。对发作频繁者，发作间期可口服钾盐 1g，1 次/日；螺旋内酯 200mg，2 次/日以预防发作。同时避免各种发病诱因如避免过度劳累、受冻及精神刺激，低钠饮食，忌摄入过多碳水化合物等。严重患者出现呼吸肌麻痹时应予辅助呼吸，严重心律失常者应积极纠正。

（2）高血钾性周期性瘫痪：对发作时间短，症状较轻患者一般不需要特殊治疗，症状重时可用 10%葡萄糖酸钙 10～20ml 静注，或10%葡萄糖 500ml 加胰岛素 10～20U 静脉滴注以降低血钾，也可用呋塞米排钾。

【复习思考题】

1. 简答题：什么是周期性瘫痪？临床有哪几种类型？如何治疗？

2. 病史采集训练。

3. 病例分析：找一临床周期性瘫痪病例，要求做出以下分析：

（1）诊断及诊断依据。

（2）鉴别诊断。

（3）进一步检查。

（4）治疗原则。

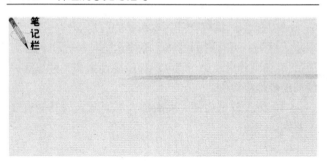

（占克斌）